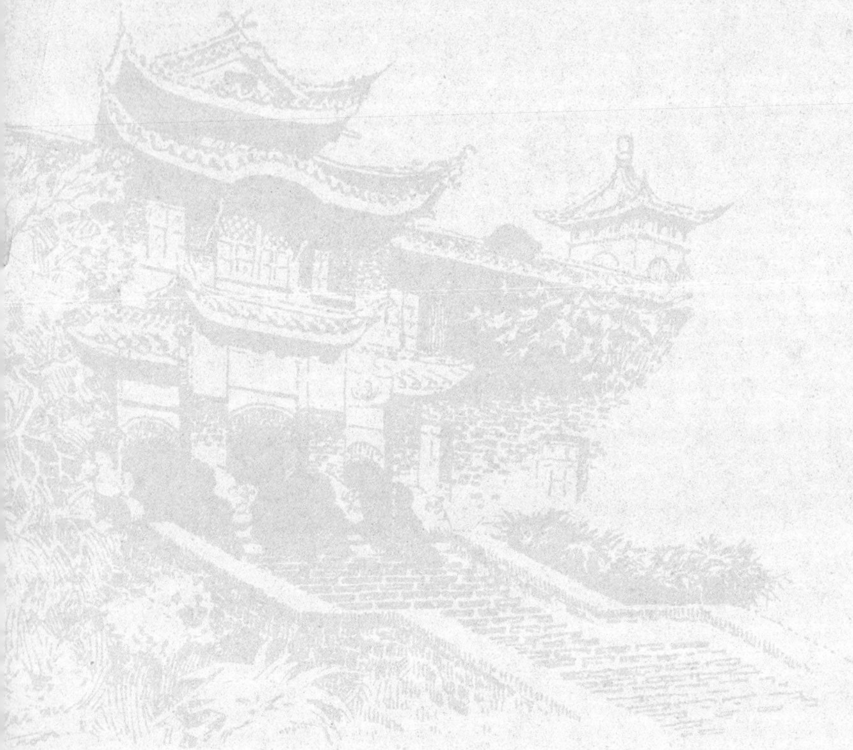


**主　编：**程春燕　黄丹丹　杨　洋

**副主编：**曹　怡　江　莲　樊宁纳

李　兰　胥　烨

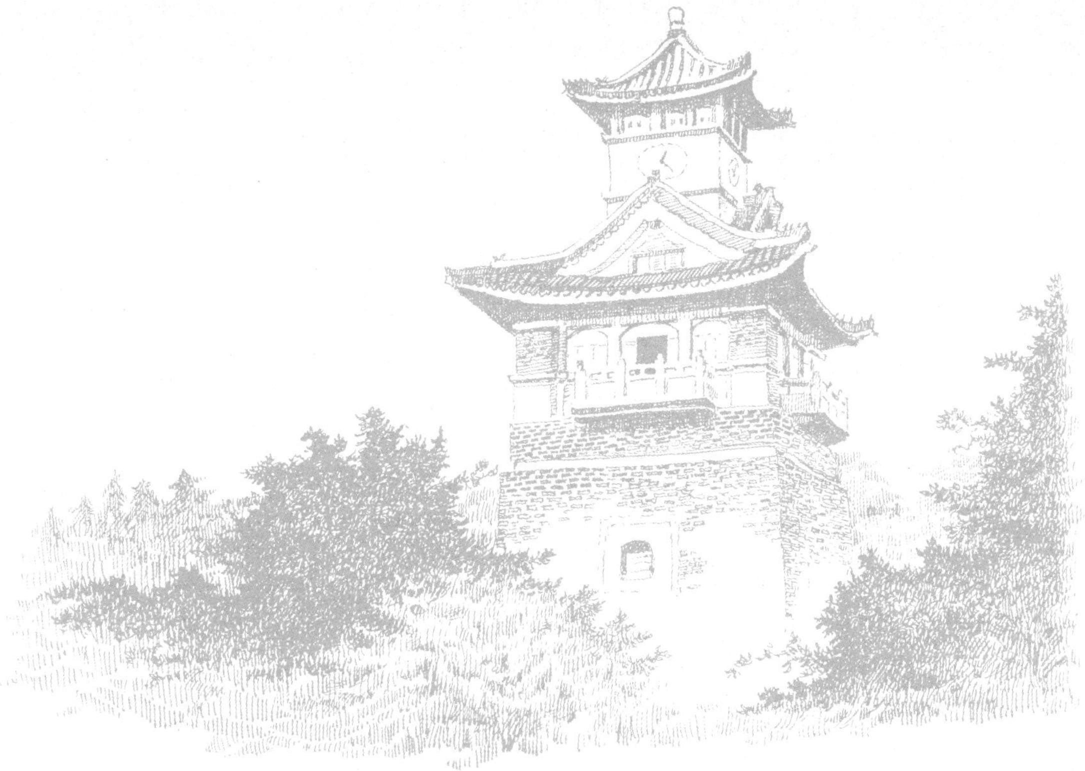

# 四川大學华西医院规培医师培训指南

程春燕　黄丹丹　杨　洋／主编

四川大學出版社

项目策划：王　玮
责任编辑：王　玮
责任校对：张伊伊
内文绘画：韦泰旭
封面绘画：宋琳琳
封面设计：阿　林
责任印制：王　炜

**图书在版编目（CIP）数据**

四川大学华西医院规培医师培训指南 / 程春燕，黄丹丹，杨洋主编．— 成都：四川大学出版社，2019.6
ISBN 978-7-5690-2926-0

Ⅰ．①四… Ⅱ．①程… ②黄… ③杨… Ⅲ．①医师－岗位培训－教材 Ⅳ．①R192.3

中国版本图书馆 CIP 数据核字（2019）第 114583 号

**书名　四川大学华西医院规培医师培训指南**

| | |
|---|---|
| 主　　编 | 程春燕　黄丹丹　杨　洋 |
| 出　　版 | 四川大学出版社 |
| 地　　址 | 成都市一环路南一段 24 号（610065） |
| 发　　行 | 四川大学出版社 |
| 书　　号 | ISBN 978-7-5690-2926-0 |
| 印前制作 | 阿林 |
| 印　　刷 | 四川盛图彩色印刷有限公司 |
| 成品尺寸 | 170mm×240mm |
| 印　　张 | 14.75 |
| 字　　数 | 253 千字 |
| 版　　次 | 2019 年 6 月第 1 版 |
| 印　　次 | 2019 年 6 月第 1 次印刷 |
| 定　　价 | 66.00 元 |

扫码加入读者圈



◆ 读者邮购本书，请与本社发行科联系。
电话：(028)85408408/(028)85401670/
(028)86408023　邮政编码：610065
◆ 本社图书如有印装质量问题，请寄回出版社调换。
◆ 网址：http://press.scu.edu.cn

四川大学出版社
微信公众号

# 序　言

“锦江春色来天地，玉垒浮云变古今。”在中国历史文化名城成都锦江河畔万里桥头的华西坝，有一座闻名遐迩的医学城——四川大学华西临床医学院/华西医院。华西临床医学院/华西医院历史悠久，环境优美，它有着厚重的文化积淀，拥有先进的医学前沿技术，医学教学和科研水平在国内遥遥领先。华西医院在国内率先开展了“社会人”住院医师规范化培训，经过多年的探索，形成了广受业界好评的“华西模式”。“院院合一”的管理模式让参加规范化培训的学员不仅能够充分利用华西医院丰富的临床资源，还可与华西临床医学生共享教育资源。我衷心祝愿每位医师能在华西实现自己的理想，完成从医学生到合格医生的完美蜕变。

为了让规培医师尽快了解和适应新的培训学习环境，华西医院规培管理部门在国家、省级、学校、医院等各级管理部门相关文件的精神指导下，结合本院实际情况，编写了这本《四川大学华西医院规培医师培训指南》。本书以“关怀、服务”为理念，遵循“厚德精业、求实创新”之院训，介绍了相关管理制度、办事流程，对华西医院各住院医师规范化培训专业基地的学员管理工作流程也做了详尽介绍。本书也可视作华西医院多年的住院医师规范化培训管理工作的一次总结和提炼，希望对业界同行开展住院医师规范化培训提供些许帮助。

我们欢迎规培医师来到美丽的华西，在“钟楼高耸，小桥流水，一池碧荷，丛丛翠竹”中体验并传承“家国情怀，平民情感，休休有容，革故鼎新”的华西文化，以“华西人”的标准严格要求自己。

祝规培医师学有所成，学以致用！

2019年7月

# 编写说明

本书适用对象为规范化培训医师。

规范化培训医师范围界定：

（一）培训医师包括住院医师、专科医师。

（二）培养身份为社会人、其他单位委托培养学员、四川大学华西医院（以下简称“华西医院”）委托培养学员、临床医学专业硕士学位研究生（住院医师）、西藏委托培养学员、全科定向生六类。

（三）定义和范围：社会人为国内高等院校临床医学专业的应届毕业生，以社会人身份进入规范化培训；其他单位委托培养学员是以国内二甲以上的医疗卫生机构的在职医师为培养对象，在华西医院参加属地化管理的规范化培训；华西医院委托培养学员为未参加规范化培训的本院在职职工，他们参加规范化培训，按照培训细则的要求进行轮转；临床医学专业硕士学位研究生（住院医师）为四川大学攻读临床医学专业学位的硕士研究生同时参加住院医师规范化培训，进行为期33个月的临床轮转；西藏委托培养学员为华西医院接受的国家援藏项目委托培养的规范化培训学员；全科定向生为四川省指令性任务，即农村单定向医学生毕业后来华西医院参加住院医师培训。

（四）培养计划：各种培养身份的住院医师在完成国家和省级培养大纲要求的培训内容后，将有3个月自主安排参加规范化培训的时间，具体安排以各科室的轮转计划为准，且必须严格遵守。

目 录
CONTENTS

## 第一篇　华西医院住院医师/专科医师规范化培训管理办法



## 第二篇　华西医院住院医师/专科医师规范化培训管理指南

## 第三篇 华西医院住院医师/专科医师规范化培训常见问题解答



## 第四篇 国家住院医师/专科医师规范化培训政策法规

## 第五篇　四川省住院医师/专科医师规范化培训政策法规



## 第六篇　住院医师/专科医师规范化培训培养指南

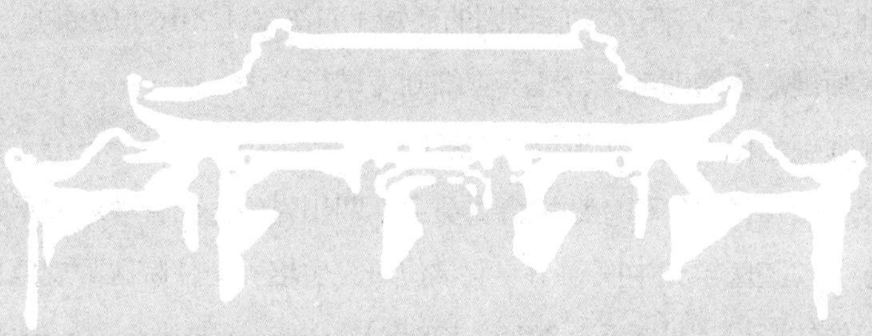

第一篇

# 华西医院住院医师/专科医师规范化培训管理办法

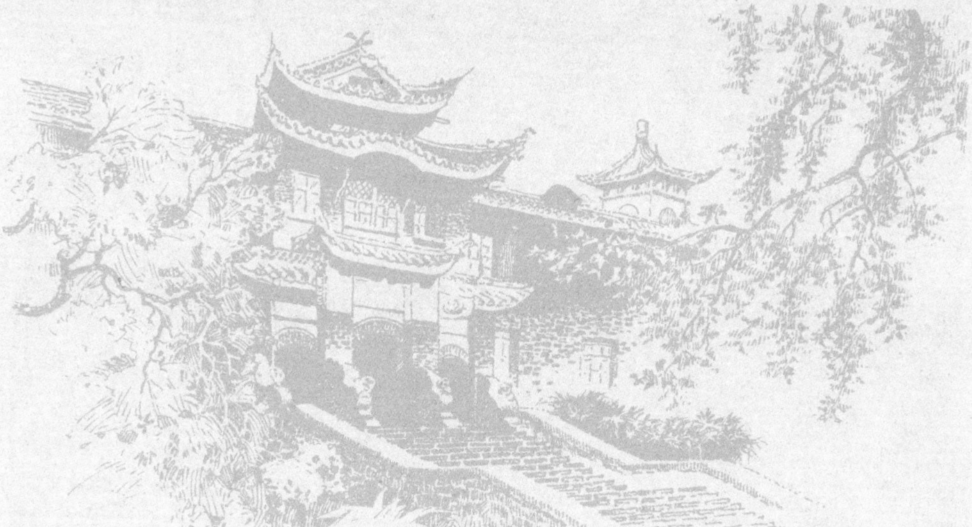

# 住院医师/专科医师规范化培训管理办法

根据国家卫生计生委等7部门《关于建立住院医师规范化培训制度的指导意见》（国卫科教发〔2013〕56号）、国家卫生计生委等8部门《关于开展专科医师规范化培训制度试点的指导意见》（国卫科教发〔2015〕97号）和四川省卫生计生委、四川省中医药管理局《关于印发〈四川省住院医师规范化培训管理办法（试行）〉的通知》（川卫发〔2016〕92号）精神，结合四川大学华西医院近年开展住院医师/专科医师规范化培训工作的实践，特制定《四川大学华西医院住院医师/专科医师规范化培训管理办法》，望全院各培训专业基地，相关科室、部门及相关人员遵照执行。

## 组织结构及职责

### 四川大学华西医院院长

住院医师/专科医师规范化培训工作属于“一把手工程”，华西医院院长为住培基地负责人，为此项工作的总负责人。

### 四川大学华西医院医学教育管理委员会毕业后教育专委会

四川大学华西医院成立医学教育管理委员会，下设毕业后教育专委会，监督住院医师规范化培训的质量。参见《四川大学华西医院医学教育管理委员会毕业后教育专委会章程》。

### 四川大学华西医院毕业后培训部

四川大学华西医院毕业后培训部全面负责住院医师/专科医师的招收、培训、考核、结业等管理工作。

**规范化培训科**

毕业后培训部下设规范化培训科，具体负责住院医师/专科医师的日常管理工作。

**住院医师/专科医师规范化培训办公室**

1. 设置内科学（含下属三级学科及老年医学）、外科学（含普通外科、泌尿外科、胸心外科、神经外科、整形外科、骨科、小儿外科）、精神病学、神经病学、肿瘤学、麻醉学、眼科学、病理学、皮肤性病学、康复医学、耳鼻喉科学、实验医学、急诊医学、放射科、超声科、核医学科、重症医学、全科医学的住院医师/专科医师规范化培训办公室。

2. 每个专业基地由主任或教学副主任挂帅组成各专业基地住院医师/专科医师培训指导小组，并为各组配备一名助手（原则上由实践教学专职岗位人员担任），具体负责各专业基地的日常管理工作。

**住院医师/专科医师师资（含导师、带教师资）**

1. 带教师资负责监督并指导住院医师/专科医师完成培训大纲要求的培训内容。

2. 带教师资负责及时签字确认住院医师已完成的培训内容，保证培训内容真实，并对完成情况做出适当评价（含网上评价），提出建议和意见。

3. 原则上采取住院医师/专科医师跟随带教师资的做法，包括跟随门诊、病房、手术、会诊、值班等。

4. 带教师资严格执行查房制度，指导并督促住院医师/专科医师认真管理病人、收集病史、汇报病史、书写病历。

5. 根据各专业基地自身的特点，带教师资采取启发式等多种教学方法，有意识地培养住院医师的表达能力、沟通交流技巧、临床思维能力、临床基本技能等。

6. 带教师资指导高年资住院医师/专科医师管理低年资住院医师和实习生。

7. 住院医师/专科医师导师按照《四川大学华西医院住院医师/专科医师导师遴选与管理办法》有关规定履行职责。

### 实践教学专职教学岗

华西医院专门设立了实践教学专职教学岗，承担相应的教学管理工作。与住院医师/专科医师相关的工作均由科室教学主任负责，实践教学专职教学岗具体执行，对住院医师/专科医师的招生培训结业整个过程进行管理。

### 住院医师/专科医师

进入科室受训的住院医师/专科医师按照华西医院医务管理的有关要求，进行轮转培训，严格遵守各项规章制度、《四川大学华西医院住院医师/专科医师规范化培训合同》，以及各培训专业基地的相关规定。

## 住院医师/专科医师的招收

### 招收规模

住院医师/专科医师的招收规模应根据华西医院发展计划及科室工作需要，由华西医院办公会讨论决定年度招生名额。

### 报名条件

中华人民共和国境内正规医学院校临床医学专业、中医、中西医专业应届本科及以上（包括七年制、八年制）毕业生，国外正规医学院校临床医学专业应届毕业生（应提供教育部海外学历认证中心出具的国外学历学位认证书），均可报名参加华西医院住院医师规范化培训；取得临床“医师资格证书”并取得省级以上卫生行政部门颁发的“住院医师规范化培训合格证书”（含1993年卫生部实施的“住院医师规范化培训第一阶段合格证书”）的人员，或已取得临床“医师资格证书”并具备中级及以上专业技术职称的临床医师均可报名参加华西医院的专科医师培训。

### 招收程序

1. 报名者应将相关报名资料（详见当年招生简章）交至或邮寄至四川大学华西医院毕业后培训部（地址：四川省成都市外南国学巷37号；收件人：四川大学华西医院毕业后培训部；邮政编码：610041）。毕业后培训部预审后，于面试前10日左右将考试通知登载在四川大学华西医院官网（http://www.cd120.com）的“公告信息”处。

2. 考试：由毕业后培训部组织统一考试。

3. 录取：根据考试结果，在招生计划内录取。录取人员名单由毕业后培训部在四川大学华西医院官网上公示。

## 住院医师/专科医师的培训

### 住院医师/专科医师培训时间

住院医师/专科医师培训时间按照《住院医师规范化培训管理办法（试行）》《四川省专科医师规范化培训细则》执行。国家试点专科规范化培训时间按照国家专科培训细则执行。

### 住院医师/专科医师培训目标

#### 住院医师的培训目标

1. 掌握本学科的基础理论，具备较系统的学科知识，了解国内外本学科的新进展，并能运用于实际工作。

2. 具有本学科较丰富的临床经验和较强的临床思维能力，较熟练地掌握本学科的临床技能，能独立处理本学科常见病及某些疑难病症，能对下级医师进行业务指导，并能担任指导本科生或实习生的教学工作。

3. 按照要求参与培训期间的各类课程学习，初步掌握临床科研方法，能紧密结合临床实践，撰写具有一定水平的学术论文。

4. 能比较熟练地阅读本学科的外文书刊，具有一定的外语听、说、读、写能力。

### 专科医师的培训目标

1. 掌握本学科的基础理论，具备深入的专科知识，掌握国内外本学科的新进展，并能运用于实际工作。

2. 具有本学科较丰富的临床经验和较强的临床思维能力，较熟练地掌握本学科的临床技能，能独立处理本学科常见病及某些疑难病症，能对下级医师进行业务指导，并能担任指导本科生和住院医师的教学工作。

3. 能比较熟练地阅读本学科的外文书刊，并具有熟练的外语听、说、读、写能力。

## 住院医师/专科医师培训内容

### 住院医师培训内容

1. 综合素质及人文关怀。培养全心全意为病人服务的思想和优良的医德医风；树立严谨、求实、精益求精的科学态度；具备良好的医患沟通能力；遵纪守法，团结协作，积极完成各项任务。

2. 基本理论及临床技能要求。各学科的培训细则必须明确住院医师在各阶段培训中应达到的理论水平和需完成的各项临床技能培训质和量的要求。

3. 专业外语水平。以自学为主，要求系统、认真地阅读各学科指定的外文专著、有关文献和专业期刊，具有一定的外语听、说、读、写能力。

4. 科研能力。在上级医师、住院医师的指导下，具有一定的科研能力，培训期间应至少完成一篇文献综述或个案分析报告，并积极参加各级科研课题的申报。

5. 临床实践时间。受训者必须完成各专业基地培训细则中规定的临床实践时间及工作量。受训者培训期间因病、事假及其他假期耽误的培训日须补足方可结业。

### 专科医师培训内容

1. 综合素质及人文关怀。培养全心全意为病人服务的思想和优良的医德医风；树立严谨、求实，对技术精益求精的科学态度；具备良好的医患沟通能力；遵纪守法，团结协作，积极完成各项任务。

2. 基本理论及临床技能要求。根据各专科的培训细则必须明确专科医师在各阶段培训中应达到的理论水平、需完成病种，以及各项临床技能培训质和量的要求。

3. 专业外语水平。以自学为主，要求系统、认真地阅读各专科指定的外文专著、有关文献和专业期刊，具有较强的外语听、说、读、写能力。

4. 科研能力。在上级医师、专科医师的指导下，具有一定的科研能力，较熟练地掌握科研方法，具备较强的科研能力。培训期间至少完成两篇以第一作者公开发表的学术论文，并积极参加科研课题的申报。

5. 临床实践时间。受训者必须完成各个专业培训细则中规定的临床实践时间及工作量。受训者培训期间因病、事假及其他假期耽误的培训日须补齐方可结业。

### 住院医师/专科医师待遇

1. 档案管理。培训期间，社会人学员的档案由成都市人才流动服务中心代管，在培训期限届满，或完成培训任务后，或培训合同终止后，选择用人单位后进行档案移动。

2. 攻读学位课程。华西医院依据当年国家政策和四川大学相关规定，决定是否批准学员攻读四川大学的硕士、博士学位申请，并制定申请资格，攻读学位所需费用由学员负担。若国家对此有政策性变动不能履行，以当年国家政策为准。

3. 生活待遇。（1）华西医院对学员逐月考核后，将参照医院同级在编人员的工资标准及中央财政专项拨款要求为学员提供助学金，参照同级在编人员的奖酬金标准提供奖学金。华西医院根据国家相关法律法规的规定，有权代扣代缴学员的个人所得税。（2）为住院医师/专科医师、社会人缴纳社保。（3）根据医院住宿情况安排部分专业学员入住医院的医师公寓，学员按医院标准自行交纳房租、物业管理、水电气等费用，并严格遵守公寓的管理规章制度；未安排住宿的学员则发放住房补贴。

4. 职称问题。符合条件者可参加国家卫生健康委员会组织的卫生专业技术资格考试。

## 住院医师/专科医师的考核

### 日常考核及记录

1. 工作日、假期安排：住院医师/专科医师一年中的工作日应为240天，其余时间为培训时间，培训年限满一年的学员5天年假、其他法定假、产假、哺乳假按国家和四川省发布的标准执行。除年假外，其他假期耽搁的工作日须补齐后方可结业。假期仅能在本年度内根据科室情况予以安排。

2. 请假2天以下（含2天）由本人提出书面申请，指导教师和科室主任签字后生效；2天以上者，需要在住院医师管理网站上登记并且打印请假单请轮转科室、所在科室负责人逐项签字后交毕业后培训部签批后生效。不假离开医院超过1天者，请轮转科室第一时间报告学员所属专业负责人、毕业后培训部、保卫部，由毕业后培训部通知其家属；不假离开医院超过5天者，视其情节、原因给予相应的处罚，包括终止培训（具体参照《四川大学医学院规范化培训学员考勤制度》）。

3. 住院医师/专科医师每月应当将当月完成的工作内容如实填写在培训工作量化考核登记手册上，登录住院医师管理网站填报工作量，并由学科指导教师审核，汇总至毕业后培训部。

### 轮转考核

当学员每轮转完一个科室，该科住院医师/专科医师培训管理小组应按照培训实施细则的要求，对其进行考核，并做好记录。

### 年度考核

每年由毕业后培训部组织各培训专业基地按照培训实施细则要求，记录此项工作。

### 结业考核

在完成培训任务后，毕业后培训部将组织相关专家对每位学员考核登记手册进行审核。审核通过者可参加省级卫生行政部门组织的全省/全国统一结业考试。

## 考核结果的认定

### 住院医师考核结果的认定

1. 当月日常考核合格者，发放该月全额助学金和奖学金；当月考核不合格甚至违反华西医院规章制度者，将根据实际情况适当扣发。

2. 住院医师完成第一年培训任务经考核合格者，应当参加并通过国家执业医师资格考试。考试不合格者，华西医院有权终止培训合同。若学员执照考试不合格向华西医院提出顺延培训请求的，顺延期间所有费用由学员本人承担，培训年限顺延一年方可结业，若第二次仍然未通过执业医师资格考试，则无条件立即终止培训合同。

3. 住院医师完成培训并通过日常考核、轮转考核、年度考核后方可参加国家和四川省行政管理部门组织的结业考试，通过国家和四川省结业考试者，由国家卫健委颁发“住院医师规范化培训合格证书”。若学员结业考试不合格，完成培训的学员办理离职手续后，可在华西医院报名参加补考，具体补考时间由省级行政管理部门确定。上述证书的颁发执行根据国家、省级卫生行政主管部门的政策变化进行调整，按照培训结业当年最新公布的政策执行。

4. 2015年以前（不含2015年）入训的住院医师在华西医院完成3年培训，取得“四川省住院医师规范化培训合格证书”后可自动进入专科医师培训阶段；2015年以后（含2015年）入训的住院医师在华西医院完成3年培训，取得“四川省住院医师规范化培训合格证书”，有意愿参加华西医院专科医师培训者，需要重新报名，面试评估合格后方可参加专科医师培训。

### 专科医师考核结果的认定

1. 当月日常考核合格者，发放该月全额助学金和奖学金；当月考核不合格者，甚至有违反华西医院规章制度者，将根据实际情况适当扣发。

2. 专科医师完成培训并通过日常考核、轮转考核、年度考核后，方可参加国家和四川省行政管理部门组织的结业考试，通过国家和四川省结业考试者，由四川省卫计委颁发“四川省专科医师规范化培训合格证书”。若学员结业考试不合格，完成培训的学员办理离职手续后，可在华西医院报名参加补考，具体补考时间由省级行政管理部门确定。国家试点专科的学员严格执行国家培训及考核标准，并取得国家相关合格证书。

### 学员参加住院医师/专科医师规范化培训必须签订合同

学员参加住院医师/专科医师规范化培训必须签订《四川大学华西医院住院医师/专科医师规范化培训合同》。

### 住院医师/专科医师培训师资人员工作量的认定原则

1. 培训师资人员包括各培训专业基地的带教老师和指导人员。

2. 根据各培训专业基地、毕业后培训部每月考核的住院医师工作量化考核汇总资料，住院医师/专科医师群体随机抽样调查的情况，住院医师/专科医师的执照通过率和结业通过率，写实性地记录具体师资人员的工作量和工作质量情况。培训师资人员的工作量等同于临床教学工作量，在申请职称时予以认可，并具备参与住院医师培训相关奖项（如优秀住院医师培训骨干教师、住院医师导师）评选的资格。

### 住院医师培训导师认定及导师工作量认定原则

住院医师培训导师认定及导师工作量认定原则，按照《四川大学华西医院住院医师导师遴选与管理办法》（川医毕教〔2011〕2号）文件精神执行。

### 住院医师/专科医师奖惩办法

1. 培训期间，工作认真积极，为医院做出了突出贡献者，医院将给予奖励；在年度评优、结业留院和推荐工作单位时，将给予优先考虑。

2. 培训期间出现违规、违纪行为，按照《四川大学华西医院规范化培训学员违规处罚条例》执行。

## 临床医学硕士专业学位研究生（住院医师）规范化培养管理办法

根据国家卫生计生委等7部门《关于建立住院医师规范化培训制度的指导意见》（国卫科教发〔2013〕56号）、四川省卫生计生委、四川省中医药管理局《关于印发〈四川省住院医师规范化培训管理办法（试行）〉的通知》（川卫发〔2016〕92号）、教育部等6部门《关于医教协同深化临床医学人才培养改革的意见》（教研〔2014〕2号）、国务院学位委员会《关于印发〈临床医学、口腔医学和中医硕士专业学位研究生指导性培养方案〉的通知》（学位〔2015〕9号）、四川省教育厅等《关于做好临床医学、口腔医学和中医硕士专业学位研究生培养与住院医师规范化培训衔接工作的意见》之规定，结合《四川大学华西医院住院医师/专科医师规范化培训管理办法（试行）》以及华西医院实际，特制定本办法。

## 培养目标

为各级医疗机构培养具有良好的职业道德、扎实的医学理论知识和临床诊疗技能，能独立诊治常见病、多发病的合格医师。

## 组织机构及其职责

1. 四川大学华西医院院长：住院医师规范化培训工作属于“一把手工程”，华西医院院长为住培基地负责人、此项工作的总负责人。

2. 四川大学华西医院医学教育管理委员会毕业后教育专委会：监督培训质量，提供专家咨询意见，具体见《四川大学华西医院医学教育管理委员会毕业后教育专委会章程》。

3. 四川大学华西医院研究生部：负责临床医学硕士专业学位研究生（住院医师）的招收、研究生学籍注册、课程安排、学位授予等管理工作。

4. 四川大学华西医院毕业后培训部：全面负责临床医学硕士专业学位研究生（住院医师）的住院医师学籍注册、培训、质量控制、考核、结业的管理工作。

5. 规范化培训科：毕业后培训部下设规范化培训科，具体执行临床医学硕士专业学位研究生（住院医师）的日常管理工作。

## 招生录取

1. 招生对象为临床医学专业本科毕业生。

2. 招考方式为推荐免试和全国统考，根据教育部当年研究生招生工作要求组织实施。

3. 临床医学硕士专业学位研究生（住院医师）具有硕士研究生和住院医师的双重身份，接受双重管理和培训、培养。

## 培训要求

1. 研究生学习年限一般为3年，最长为4年。入学时间为每年7月，研究生入学时即开始进行住院医师规范化培训。研究生培养期间，因个人原因终止住院医师规范化培训的，研究生学籍同时自动取消。

2. 制订四川大学临床医学硕士专业学位研究生（住院医师）培养方案。

3. 培训课程由基础理论课程、专业技能和案例课程、综合素质课程、实践训练四部分组成。

基础理论课程及综合素质课程与住院医师规范化培训的公共科目相结合，专业技能课与住院医师规范化培训大纲中规定的专业理论课相结合。

课程学习采取集中面授、远程教学和有计划的自学等方式进行，在第一学期非临床实践时间完成。

4. 临床医学硕士专业学位研究生（住院医师）按照《住院医师规范化培训管理办法（试行）》要求，进行不少于33个月的住院医师临床轮转及实践培训，并通过住院医师规范化培训所规定的日常考核、出科考核、年度考核和结业考核。

5. 取得“医师资格证书”和国家“住院医师规范化培训合格证书”。

## 待遇

临床医学硕士专业学位研究生（住院医师）享受四川大学研究生奖助学金，同时享受华西临床医学院、华西医院硕士专业学位研究生（住院医师）专项待遇。

## 考核

### 日常考核及记录

1. 工作日及假期安排：临床医学硕士专业学位研究生（住院医师）的工作

日每年应为240天，其余时间为培训时间，培训时间满一年的学员5天年假、国家法定假日按国家发布的标准执行。除年假外的其他假期耽搁的工作日，须在次年内补足。假期仅能在本年度内根据科室情况予以安排。

2. 请假2天以下（含2天）者，由本人提交书面申请，指导教师、科室主任和导师在“临床医学硕士专业学位研究生（住院医师）专用请假条”上签字后生效，并在考核表上予以登记；2天以上者，还需要由毕业后培训部和研究生部签字后生效。不假离开医院超过1天者，请尽快报告毕业后培训部及研究生部、保卫部，由研究生部通知其家属；不假离开医院超过5天者，视其情节及原因给予包括终止培训的处罚。

3. 临床医学硕士专业学位研究生（住院医师）每月应当将当月完成的工作内容如实填写在培训工作量化考核登记手册上，登录住院医师管理网站，填写工作量，并由学科指导老师审核后，汇总至毕业后培训部。

**轮转考核**

当学员每轮转完一个科室时，由该科住院医师/专科医师培训管理小组按照培训实施细则要求，对其进行考核，并做好记录。

**年度考核**

每年由毕业后培训部组织各培训专业基地按照培训实施细则要求进行考核，并做好记录。

**结业考核**

学员完成培训任务后，毕业后培训部将组织相关专家对每位学员的登记考核手册进行审核，通过审核者，可以参加国家和四川省卫生行政管理部门组织的全国/全省统一结业考试。

## 考核结果认定、毕业与授位

1. 当月日常考核合格者，发放该月专项补贴；当月考核不合格，以及违反华西医院规章制度者，将根据实际情况适当扣发。

2. 临床医学硕士专业学位研究生（住院医师）完成第一年培训任务并考核合格者，应当参加并通过国家执业医师资格考试。培训期间，学生有两次参加执业医师资格考试的机会，第二次仍然未通过执业医师资格考试者，根据学生意愿，可安排其转入学术学位研究生培养渠道，但应按照学术学位研究生培养要求完成学位课程学习和论文答辩。

3. 临床医学硕士专业学位研究生（住院医师）完成培训并通过日常考核、轮转考核、年度考核后，可以参加国家和四川省卫生行政管理部门组织的结业考试。通过国家和四川省结业考试者，由国家卫健委颁发“住院医师规范化培训合格证书”。上述证书的颁发执行根据国家、省级卫生行政主管部门的政策变化进行调整，以培训结业当年最新公布的政策执行。若学员结业考试不合格，可在华西医院报名参加补考，具体补考时间由省级行政管理部门确定。学制可以申请延长至4年。

4. 学员在规定年限内完成学习和培训后，临床医学硕士专业学位研究生（住院医师）须符合以下条件方能向有关学位授予单位提出申请；经审核通过后，由学位授予单位颁发硕士研究生毕业证书和临床医学硕士专业学位证书。

（1）完成培养方案规定课程学习，成绩合格。

（2）取得“医师资格证书”。

（3）取得“住院医师规范化培训合格证书”。

（4）在核心期刊及以上级别期刊公开发表文章一篇，可以是文献综述和病案分析报告。

（5）通过学位论文答辩。

5. 对在规定的学习年限内获得“医师资格证书”、完成学位课程考核，但未获得“住院医师规范化培训合格证书”者，可以进行毕业考核和论文答辩，准予毕业。毕业后3年内取得“住院医师规范化培训合格证书”者，可回学校申请硕士专业学位。

## 住院医师/专科医师规范化培训之华西医院委托培养管理办法

根据国家卫生计生委、中央编办等7部门《关于建立住院医师规范化培训制度的指导意见》、国家卫生计生委等8部门《关于开展专科医师规范化培训制度试点的指导意见》和四川省卫生和计划生育委员会《四川省住院医师规范化培训管理办法（试行）》、四川省《关于加强卫生人才队伍建设的实施意见》（川卫办发〔2012〕621号）、《四川大学华西医院住院医师参加规范化培训管理办法（试行）》（川医人〔2012〕12号）的文件精神，结合《华西医院住院医师/专科医师规范化培训管理办法（试行）》，以及华西医院实际，特制定本办法。

## 培养目标

为华西医院培养具有良好的职业道德、扎实的医学理论知识和临床诊疗技能，能独立诊治常见病、多发病的高水平医师。

## 组织机构及其职责

1. 四川大学华西医院院长：住院医师规范化培训工作属于“一把手工程”，医院院长为住培基地负责人，为此项工作的总负责人。

2. 四川大学华西医院医学教育管理委员会毕业后教育专委会：监督培训质量，提供专家咨询意见，具体见《四川大学华西医院医学教育管理委员会毕业后教育专委会章程》。

3. 四川大学华西医院人力资源部：负责本院职工的招聘录用、合同签订、工资绩效发放等管理工作。

4. 四川大学华西医院毕业后培训部：全面负责本院委托培养住院医师的住院医师学籍注册、培训、质量控制、考核、结业的管理工作。

5. 规范化培训科：具体执行本院委托培养住院医师的日常管理工作。

## 培养对象

在华西医院从事临床工作，未进行规范化培训直接签署劳动合同且未晋升中级职称者，以单位人的身份进入规范化培训。

1. 博士、硕士以及本科毕业者，按照二级学科类别注册为住院医师。

2. 大专毕业者：具备执业医师资格，根据进入年限界定，2011年以前进入者，如果没有晋升职称的需求，则不进行规培；如果有晋升职称的需求，则参照本科生的执业医师资格后进行，前提条件为已经取得本科文凭。

3．特别说明：

（1）医学检验新进人员中本科以上学历且专业为临床医学者，由本人、科室和人力资源部共同确定其今后职称的方向，如果新进人员确定参加“检验医学科住院医师”的培训，则按照上述方法注册为检验医学科住院医师，但是需要其提供书面说明，今后其职称晋升途径只能为技师序列，即主管技师、副主任技师、主任技师序列。

（2）医学检验科新进人员中本科以上学历且专业为检验医学者，按照上述方法注册为检验科住院医师，今后其职称晋升途径为检验技师，即主管技师、副主任技师、主任技师序列。

（3）医技科室中，属于执业医师的人员如放射、超声等学科，尚未进入规范化培训而直接聘用者，按照上述要求注册进行相应学科的住院医师规范化培训，以后从医师系列晋升职称。

## 培训年限

1．培训阶段分为住院医师阶段和专科医师培训阶段，采取“3+X”的模式。华西医院委托培养的住院医师在完成住院医师阶段的培训后，自动进入专科医师阶段的培训。

2．住院医师的培训年限为1～3年。

本科毕业生、科学学位研究生培训年限为3年。

专业学位博士研究生和专业学位硕士研究生由二级学科按照省卫健委的要求组织考核小组对其临床专业技能进行考核，认真填写缩短考核评定表格，依据考核成绩初步认定缩短年限，省卫健委批复医院的申请后执行。缩短年限由省卫健委认定后，根据学员的学历进行划分：专业学位硕士研究生培训年限为2年；专业学位博士研究生培训年限至少1年；传统型八年制毕业生培训年限为2年，临床加强型八年制毕业生培训年限为1年。

3．专科医师培训阶段除国家试点的专科医师专业外，其余培训专业所有学历层次的培训年限为2年。国家试点专业的培训年限遵照国家要求。

## 培训内容

### 住院医师阶段

1. 按照《住院医师规范化培训内容与标准（试行）》进行临床轮转和实践培训。

2. 轮转计划由二级学科统一制订，各科室须保证轮转工作的正常进行。

3. 根据学历层次不同，专业学位博士研究生和专业学位硕士研究生按照“填平补齐”的原则需要补转科的科室，原则上应在1～3年内完成，即完成住院医师轮转计划的期限为自报名之日起3年内。

### 专科医师阶段

非国家试点专科医师基地按照《四川省专科医师规范化培训基地管理实施细则（试行）》要求的内容进行培训和临床轮转，国家试点专科医师基地按国家标准进行。

## 待遇

住院医师和专科医师的待遇由四川大学华西医院人力资源部按照国家要求和医院标准发放工资和绩效。

## 考核

### 日常考核及记录

1. 每月应当将当月完成的工作内容如实填写在培训工作量化考核登记手册上，由二级学科指导教师审核，毕业后培训部进行不定期抽查。

2. 休假安排：培训时间满一年的学员5天年假、其他法定假按国家发布的标准执行。因除年假外，其他假期耽搁的工作日，须在次年内补足。假期仅能在本年内根据科室情况予以安排。

3. 请假2天以下（含2天）由本人书面申请，指导教师、轮转科室主任和本人所在专业负责人在“本院职工专用请假条”上签字后生效，并在考核表上予以登记；2天以上者，还需要由毕业后培训部和人力资源部签字后生效。不假离开医院超过1天者，请尽快报告毕业后培训部及人力资源部、保卫部；不假离开医院超过5天者，视其情节及原因给予包括终止培训的处罚。

**轮转考核**

学员每轮转完一个科室由该科住院医师/专科医师培训管理小组按照培训实施细则要求，对其进行考核，并做好记录。

**年度考核**

每年由毕业后培训部组织各培训专业基地按照培训实施细则要求进行此项工作。

**结业考核**

在完成培训任务后，毕业后培训部将组织相关专家对每位学员的登记考核手册进行审核，通过医院审核者方可参加省级卫生行政部门组织的全省统一结业考试。

## 考核结果的认定

1. 当月日常考核合格者，发放该月工资和绩效。需特别说明的是：内科和外科的住院医师每月工作量由内科、外科统一审核后上报医院。当月考核不合格甚至违反华西医院规章制度者，将根据实际情况适当扣发。

2. 四川大学华西医院委托培养住院医师在聘用时若未取得“执业医师资格证”，应当在培训第一年参加并通过国家执业医师资格考试。培训期间有两次参加执业医师资格考试的机会，第二次仍然未通过执业医师资格考试者，医院有权利终止合同。

3. 四川大学华西医院委托培养住院医师完成培训并通过日常考核、轮转考核、年度考核后，方可参加国家和四川省行政管理部门组织的结业考试，通过国家和四川省结业考试者，由国家卫健委颁发“住院医师规范化培训合格证书”。上述证书的颁发、执行根据国家、省级卫生行政主管部门相关政策的变化进行调整，并按照培训结业当年最新公布的政策执行。若学员结业考试（考核）不合格，可在华西医院报名参加补考，具体补考时间由省级行政管理部门确定。若学员两次仍未通过结业考核，则需重新进行住院医师规范化培训。

4. 非国家试点专科专业的华西医院委托培养专科医师完成培训并通过日常考核、轮转考核、年度考核方可参加由四川省卫健委组织的结业理论考核，通过者由四川省卫健委颁发“专科医师规范化培训合格证书”。国家试点专科专业的专科医师完成培训后需参加中国医师协会组织的结业考核，通过者获得国家“专科医师规范化培训合格证书”。

## 住院医师/专科医师规范化培训之外单位委托培养管理办法

根据国家卫生计生委等7部门《关于建立住院医师规范化培训制度的指导意见》（国卫科教发〔2013〕56号）、国家卫生计生委等8部门《关于开展专科医师规范化培训制度试点的指导意见》（国卫科教发〔2015〕97号）和四川省卫生计生委、四川省中医药管理局《关于印发〈四川省住院医师规范化培训管理办法（试行）〉的通知》（川卫发〔2016〕92号）精神，结合华西医院近年来开展住院医师/专科医师规范化培训工作以来的实践，以及华西医院实际，特制定本办法。

### 培养目标

为各级送培医疗机构培养具有良好的职业道德、扎实的医学理论知识和临床诊疗技能，能独立诊治常见病、多发病的合格医师。

### 招生录取

#### 招收对象

1. 委托培养规范化培训住院医师培训招收对象为由各级医疗机构聘用，拟从事临床工作的临床医学等专业本科及以上毕业生。

2. 委托培养规范化培训专科医师培训招收对象为由各级医疗机构聘用，已取得“执业医师资格证书”，并具有中级及以上职称的从事临床工作的医师或已取得住院医师规范化培训合格证书的从事临床工作的医师。

3. 招收对象满足华西医院基地其他招生考核要求。

#### 招收程序

1. 送培单位与华西医院签订委托培养协议，包括培训专业、年限（原则上规范化培训住院医师培训年限为3年，四川省规范化培训专科医师培训年限为2年，国家规范化培训专科医师培训年限按培训细则要求签订）及培训细则。

2. 送培单位根据华西医院当年的《委托培养招生简章》的要求，于每年3～5月申报委培计划。

3. 送培学员按照《委托培养招生简章》的要求，实行网上报名，并提交书面报名表（送培单位统一收齐后提交华西医院）。

4. 送培单位提供委托培养学员参加培训的基本信息情况及个人资料。

5. 华西医院统一组织笔试及面试，经科室遴选后录取。

## 委托培养管理及考核

### 委托培养管理模式

1. 执行华西医院住院医师规范化培训的培训模式，实行属地化管理。

2. 送培单位与培训单位协作管理。

3. 华西医院职能部门与学员所在培训学科协作管理。

### 日常考核

1. 科室教学负责人及带教教师对培训学员日常的临床工作量、收治病种及例数、技能操作、病历书写等方面进行考核，并将考核结果记录在《住院医师规范化培训考核登记手册》中。

2. 培训学员每月应按时登录住院医师管理网站，填写工作量，并由学科带教教师审核。

3. 当月日常考核合格者，发放该月全额助学金；当月考核不合格者，将根据情况延发助学金，并报送委培单位。

### 轮转考核

1. 轮转考核包括日常综合测评和出科考核。日常综合测评包括临床工作能力、医德医风、考勤纪律、职业态度和团队合作精神等内容；出科考核分为专业理论考试和临床技能考核。

2. 培训学员完成规定的轮转培训，由轮转科室住院医师培训管理小组对其进行日常综合测评和出科考核，并将考核结果记录在《住院医师规范化培训考核登记手册》中。

3. 轮转考核不合格者，须根据情况延期、补训或重修该学科。

**年度考核**

1. 每年由各专业基地按照培训实施细则要求组织年度考核，并将综合评定结果记录在《住院医师规范化培训考核登记手册》及学员培训档案中。

2. 年度考核不合格者，顺延一年结业，顺延期间回原单位工作，次年可在培训基地参加不合格科目的补考。年度考核全部合格后可参加结业考试。

**结业考核**

1. 委培学员结业前应取得“医师资格证书”。取得“医师资格证书”且培训考核合格，是委培学员申请参加结业考核的必备条件。

2. 委培学员进入基地培训第一年如未通过国家执业医师资格考试，顺延一年结业，顺延期间回原单位工作，次年可在培训基地参加规范化培训结业考试。两次未通过，委培学员退回送培单位，不再继续参加华西医院的培训。华西医院培训基地将为其保留学籍6个月，并协助学员转至其他培训基地继续培训。

3. 结业考核合格者，合格证书由卫生部门下发后，由华西医院统一邮寄至送培单位，委培学员个人不能领取。未通过结业考核的委培学员应回原单位工作，次年参加补考。

## 附：2018级委培单位联系方式

| 单位 | 联系人 | 联系方式 |
|---|---|---|
| 四川省成都市龙泉驿区第二人民医院 | 吴老师 | 028-84893674 |
| 四川省成都市龙泉驿区第一人民医院 | 杜老师 | 028-68238127 |
| 四川省成都市双流区中医医院 | 邹老师 | 028-69086181 |
| 四川省成都市天府新区人民医院 | 徐老师 | 028-61613024 |
| 四川省德阳市绵竹市中医医院 | 陈老师 | 0838-6250603 |
| 四川省广安市人民医院·四川大学华西广安医院 | 曾老师 | 0826-2600028 |
| 四川省简阳市川空人民医院 | 李老师 | 028-69883752 |
| 成都市金堂县第一人民医院·四川大学华西医院金堂医院 | 陈老师 | 028-84932532 |
| 四川省阆中市人民医院 | 张老师 | 0817-6222807 |
| 四川省隆昌市人民医院 | 冯老师 | 0832-3961776 |
| 四川省眉山市彭山区人民医院 | 周老师 | 028-37628291 |

续表

| 单位 | 联系人 | 联系方式 |
|---|---|---|
| 四川省成都市彭州市第四人民医院 | 熊老师 | 028-69267580 |
| 四川省成都市彭州市人民医院 | 张老师 | 028-86239889 |
| 四川大学华西第四医院 | 李老师 | 028-85501515 |
| 四川省骨科医院 | 毛老师 | 028-87045950 |
| 四川省遂宁市中心医院 | 王老师 | 0825-2292623 |
| 四川省武胜县人民医院 | 吴老师 | 0826-6221157 |
| 河南省新乡医学院第三附属医院 | 杨老师 | 0373-3800329 |
| 四川省宜宾市第四人民医院 | 李老师 | 18181699018 |
| 四川省岳池县人民医院 | 蒋老师 | 0826-5271388 |
| 四川省资阳市第一人民医院 | 韩老师 | 028-26218880 |
| 四川省资中县人民医院 | 龚老师 | 0832-5522580 |
| 贵州省遵义市第五人民医院 | 杨老师 | 0851-28438305 |
| 贵州省遵义市红花岗区人民医院 | 吴老师 | 0851-28232235 |

# 住院医师规范化培训之西藏委托培养管理办法

住院医师规范化培训是毕业后医学教育的重要组成部分，目的是为各级医疗机构培养具有良好的职业道德、扎实的医学理论知识和临床技能，能独立、规范地承担本专业常见多发疾病诊疗工作的临床医师。为加强对西藏委托培训住院医师的规范化培养，切实提高其综合素质与临床服务能力，保障医疗安全，华西医院根据国家卫生计生委《住院医师规范化培训管理办法（试行）》（国卫科教发〔2014〕49号）精神，结合西藏地区学员的实际，特制定本管理办法。

## 住院医师培训

### 培训时间

培训时间按照国家卫生计生委《住院医师规范化培训管理办法（试行）》（国卫科教发〔2014〕49号）、《住院医师规范化培训内容与标准（试行）》文件的要求执行。培训年限一般为3年，规定时间内未按照要求完成培训或考核不合格者，培训时间可顺延，最长顺延时间不超过3年。顺延期间发生的一切费用由送培单位或学员本人自行承担。

### 培训目标及内容

住院医师规范化培训以培养岗位胜任能力为核心，依据住院医师规范化培训内容与标准分专业实施。培训内容包括医德医风、政策法规、临床实践能力、专业理论知识、人际沟通交流等，重点提高临床规范诊疗能力，适当兼顾临床教学和科研素养培养。

1. 综合素质及人文关怀。培养全心全意为病人服务的思想和优良的医德医风；树立严谨、求实、精益求精的科学态度；具备良好的医患沟通能力；遵纪守法，团结协作，积极完成各项任务。

2. 掌握本学科的基础理论，具备较系统的学科知识，了解本学科国内外的新进展，并能运用于实际工作。

3. 具有本学科较丰富的临床经验和较强的临床思维能力，较熟练地掌握本学科的临床技能，能独立处理本学科常见病及某些疑难病症，能对下级医师进行业务指导，并能担任指导本科生或实习生的教学工作，达到各专业培训标准细则的要求。

4. 按照要求参与培训期间的各类课程学习，初步掌握临床科研方法，能紧密结合临床实践，撰写具有一定水平的学术论文。

5. 能比较熟练地阅读本学科的外文书刊，并具有一定的外语听、说、读、写能力。

### 培训方式

理论学习主要采取集中面授、分散自学等方式，临床实践培训主要采取在本专业及相关专业科室轮转的方式。

## 培训纪律及请销假制度

### 培训纪律

1. 培训学员要严格遵守上下班和值班制度。上班时要坚守岗位，不得迟到、早退；工作期间不得无故串岗、离岗；在岗期间不得做与本职工作无关的事情。培训学员每天早晨应早于医疗组长或主管医师到病房或科室，了解所管病人的病情，便于查房时向上级医生汇报。

2. 培训学员应严格按照轮转计划要求进出科室，完成培训。严禁私自调换班组、科室。轮转出科时间为每月2日，入科时间为每月3日（所在科室有特殊规定，须报毕业后培训部备案），节假日顺延。凡是不按时出科、入科者，通报送培单位，记入学员培训档案并参照华西医院《医疗缺陷管理条例》《规范化培训学员违规处罚条例》给予处罚，情节严重的予以退训。

3. 培训学员必须严格遵守医院和科室的各项规章制度和技术操作规程，服从科室工作人员的管理和指导。对不服从管理、不遵守培训规章制度的，或因迟到、早退、旷工等行为造成不良影响的学员，通报送培单位，记入学员培训档案，情节严重的予以退训。

4. 工作日、假期安排。住院医师每年的工作日应不少于240天，工作满1年的学员享有5天年假，其他法定假、产假、哺乳假按国家相关标准执行。藏历新年等少数民族特色节假日，由科室根据实际情况酌情安排，有条件的科室可安排藏族、汉族学员交替轮休。未经所在科室及毕业后培训部同意，学员不得擅自调休或离岗。

5. 请假需在住院医师管理网站上登记并打印请假单，请轮转科室及专业基地负责人逐项签字后，交毕业后培训部签批生效。如果请假时间段涉及两个以上科室，需先征得所有涉及科室的教学负责人的同意并签字，再报毕业后培训部签批。

6. 不假离开医院超过1天者，由轮转科室第一时间报告所在科室、毕业后培训部、保卫部，由毕业后培训部通报送培单位，记入学员培训档案；不假离开医院超过5天者，视其情节给予包括终止培训的处罚。

7. 请假结束，应立即将请假单交由轮转科室负责人签字，确认返回临床工作的时间，并将请假单交至毕业后培训部销假。如未按时销假，以不假离开医院处理。

## 培训考核及结果认定

### 日常考核

1. 科室教学负责人及带教教师对培训学员日常的临床工作量、收治病种及例数、技能操作、病历书写等方面进行考核，并将考核结果记录在《住院医师规范化培训考核登记手册》中。

2. 培训学员每月应按时登录住院医师管理网站，填写工作量，并由学科指导教师审核。

3. 当月日常考核合格者，发放该月全额助学金；当月考核不合格者，将根据情况延发或扣发助学金。

**轮转考核**

1. 轮转考核包括日常综合测评和出科考核。日常综合测评包括培训学员的临床工作能力、医德医风、考勤纪律、职业态度和团队合作精神等内容；出科考核分为专业理论考试和临床技能考核。

2. 培训学员完成规定的三级学科轮转培训后，由轮转科室住院医师培训管理小组对其进行日常综合测评和出科考核，并将考核结果记录在《住院医师规范化培训考核登记手册》中。

3. 轮转考核不合格者，须根据情况延期、补训或重修该学科。

**年度考核**

1. 每年由各专业基地按照培训实施细则要求组织年度考核，并将综合评定结果记录在《住院医师规范化培训考核登记手册》及学员培训档案中。

2. 年度考核不合格者，培训时间顺延一年。顺延期间发生的一切费用由送培单位或学员本人自行承担。

**结业考核**

1. 学员结业前应取得“医师资格证书”。学员取得“医师资格证书”且培训考核合格，是申请参加结业考核的必备条件。

2. 具体考核办法由相应卫生主管部门制定。

3. 结业考核合格者，由相应卫生主管部门颁发培训合格证书。未通过结业考核的处理办法，由相应卫生主管部门制定。

## 学员管理及待遇

1. 学员培训期间，由毕业后培训部配备专职班主任，负责学员日常管理及后勤保障工作。

2. 学员均按培训专业配备导师，每月对学员进行专业指导。导师工作需认真填写《导师指导手册》，并交由毕业后培训部统一审核。

3. 专业基地每年根据学员综合测评及年度考核情况，对学员进行排名、评优，并报毕业后培训部备案。

4. 培训学员均有学员培训档案，收录学员基本信息及培训期间考勤情况、年度考核成绩及综合排名情况。培训结束，由毕业后培训部填写综合评定意见。毕业后培训部定期将学员信息反馈送培单位，以供送培单位选人、用人参考。

5. 学员培训期间原人事（劳动）关系不变。华西医院按国家标准及相关政策规定，按月发放助学金及其他补贴。

### 附则

1. 本管理办法自印发之日起实施。

2. 本管理办法由毕业后培训部负责解释。

## 全科定向生培养管理办法

根据《国务院关于建立全科医生制度的指导意见》（国发〔2011〕23号）、《全科医生规范化培养标准（试行）》等文件精神，为了做好全科定向委托培训学员管理工作，保证学员的培训质量，制定本管理办法。

### 培养目标

为基层培养具有高尚职业道德和良好专业素质，掌握专业知识和技能，能独立开展工作，以人为中心、以维护和促进健康为目标，向个人、家庭与社区居民提供综合性、协调性、连续性的基本医疗卫生服务的合格全科医生。

### 培养年限和方式

全科医生规范化培养年限为3年。因特殊情况不能按期完成培训任务者，允许申请延长培养年限。

全科医生规范化培养以提高临床和公共卫生实践能力为主，以住院医师的身份在各相关临床科室和基层实践基地进行轮转培训。具体轮转安排由全科医学专业基地根据《全科医生规范化培养标准（试行）》文件精神，结合华西医院实际情况制定。

## 培训纪律及请销假制度

### 培训纪律

1. 培训学员要严格遵守上下班和值班制度。上班时要坚守岗位，不得迟到、早退；工作期间不得无故串岗、离岗；在岗期间不得做与本职工作无关的事情。培训学员每天早晨应早于医疗组长或主管医师到病房或科室，了解所管病人的病情，便于查房时向上级医生汇报。

2. 培训学员应严格按轮转计划要求进出科室，完成培训。严禁私自调换班组、科室。轮转出科时间为每月2日，入科时间为每月3日（所在科室有特殊规定的，须报毕业后培训部备案），节假日顺延。凡是不按时出科、入科者，通报送培单位，并参照《四川大学华西医院医疗缺陷管理条例》《四川大学华西医院规范化培训学员处罚条例》给予处罚，情节严重的予以退训。

3. 培训学员必须严格遵守医院和科室的各项规章制度和技术操作规程，服从科室工作人员的管理和指导。对不服从管理、不遵守培训规章制度的，或因迟到、早退、旷工等行为造成不良影响的学员，通报送培单位，情节严重的予以退训。

### 请销假制度

1. 工作日、假期安排。住院医师每年的工作日应不少于240天，工作满1年的学员享有5天年假，其他法定假、产假、哺乳假按照国家相关标准执行。

2. 请假需在住院医师管理网站上登记并打印请假单，请轮转科室及专业基地负责人逐项签字后，交毕业后培训部签批生效。如请假时间段涉及两个以上科室，需征得所有涉及科室的教学负责人同意、签字，并报毕业后培训部签批。

3. 不假离开医院超过1天者，由轮转科室第一时间报告所在科室、毕业后培训部、保卫部，由毕业后培训部通报送培单位；不假离开医院超过5天者，视其情节给予包括终止培训的处罚。

4. 请假结束，应立即将请假单交由轮转科室负责人签字，确认返回临床工作的时间，并将请假单交至毕业后培训部销假。如未按时销假，以不假离开医院处理。

## 培训考核及结果认定

### 日常考核

1. 科室教学负责人及带教教师对培训学员日常的临床工作量、收治病种及例数、技能操作、病历书写等方面进行考核，并将考核结果记录在《住院医师规范化培训考核登记手册》中。

2. 培训学员每月应按时登录住院医师管理网站，填报工作量，并由学科指导教师审核。

3. 当月日常考核合格者，发放该月全额助学金；当月考核不合格者，将根据情况延发或扣发助学金。

### 轮转考核

1. 轮转考核包括日常综合测评和出科考核。日常综合测评包括培养学员的临床工作能力、医德医风、培训纪律、职业态度和团队合作精神等内容；出科考核分为专业理论考试和临床技能考核。

2. 培训学员完成规定的三级学科轮转培训，由轮转科室住院医师培训管理小组对其进行日常综合测评和出科考核，并将考核结果记录在《住院医师规范化培训考核登记手册》中。

3. 轮转考核不合格者，须根据情况延期、补训或重修该学科。

### 年度考核

1. 每年由各专业基地按照培训实施细则要求组织年度考核，并将综合评定结果记录在《住院医师规范化培训考核登记手册》中。

2. 培训学员完成第一年培训任务经考核合格者，应当参加国家执业医师资格考试，并达到国家分数线。

3. 年度考核不合格者，培训时间顺延一年，并报四川省卫健委备案。顺延期间发生的一切费用由送培单位或学员本人自行承担。

### 结业考核

1. 培训学员取得“医师资格证”且培训考核合格，是申请参加结业考核的必备条件。

2. 具体考核办法由相应卫生主管部门制定。

3. 结业考核合格者，由卫生主管部门颁发“培训合格证书”。未通过结业考核者，按照四川省相关政策执行。

## 学员管理及待遇

1. 学员培训期间，由毕业后培训部配备专职班主任，负责学员的日常管理及后勤保障工作。

2. 学员均配备双导师，一名全科导师，一名其他专科导师。导师每月对学员进行专业指导。导师需认真填写《导师指导手册》，并交由毕业后培训部统一审核。

3. 专业基地每年根据学员综合测评及年度考核情况，对学员进行排名、评优，并报毕业后培训部备案。

4. 学员培训期间原人事（劳动）关系不变。华西医院根据国家标准及相关政策规定，按月向学员发放助学金及其他补贴。

### 附则

1. 本管理办法自印发之日起实施。

2. 本管理办法由毕业后培训部负责解释。

# 第二篇

# 华西医院住院医师/专科医师规范化培训管理指南

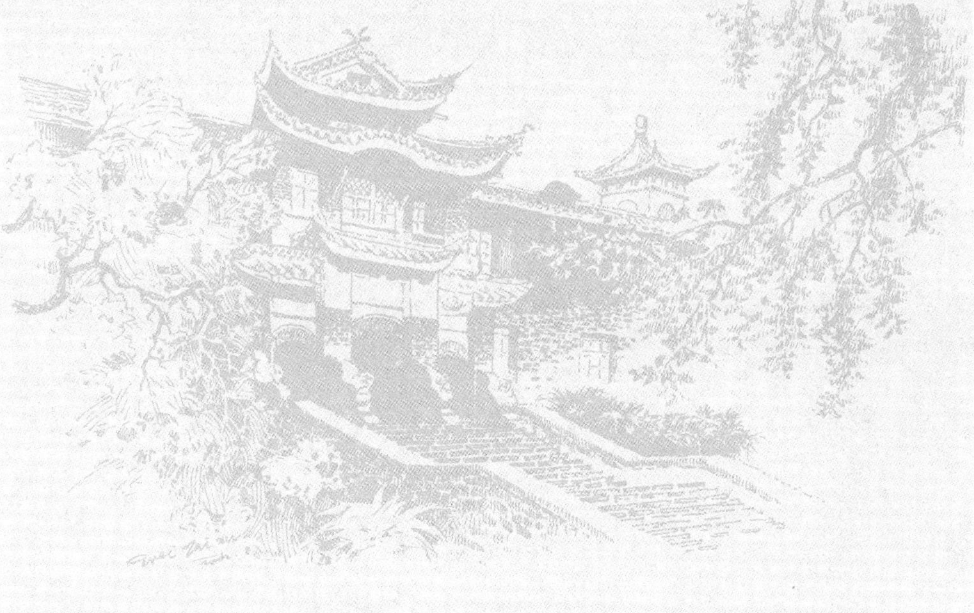

# 住院医师/专科医师规范化培训考核实施办法

## 总则

为加强华西医院住院医师/专科医师规范化培训管理，保证培训质量，根据《住院医师规范化培训考核实施办法（试行）》、《关于开展专科医师规范化培训制度试点的指导意见》（国卫科教发〔2015〕97号）、《四川省住院医师规范化培训管理办法（试行）》、《四川省住院医师规范化培训考核管理实施细则》、《四川省卫生和计划生育委员会关于开展专科医师规范化培训试点的通知》（川卫办发〔2014〕443号）和《四川大学华西医院住院医师/专科医师规范化培训管理办法》等文件精神，制定本管理办法。

住院医师/专科医师规范化培训考核包括过程考核和结业考核两部分。其目的是评价华西医院培训对象是否达到国家卫健委颁布的《住院医师规范化培训内容与标准（试行）》以及华西医院培训规定的要求。

培训考核对象包括但不仅限于社会人学员、其他单位委托培养学员、华西医院委托培养学员、专业学位硕士研究生、全科定向生、助理全科医师学员和民族地区送培学员。

## 职责分工

毕业后培训部规范化培训科负责制定华西医院培训考核实施方案，组织各培训基地进行考核，并管理监督和评价此项工作开展的情况。各住院医师/专科医师培训基地负责组建考核队伍，组织实施过程考核，协助完成结业考核。各专业的基地主任和负责规培管理工作的基地副主任为此项工作的责任人。

## 过程考核

过程考核是对培训对象在培训期间临床能力水平与素质的动态评价，由培训基地组织实施，主要包括日常考核、轮转考核、年度考核三部分。

### 日常考核

住院医师规范化培训专业基地根据国家《住院医师规范化培训内容与标准（试行）》的要求，安排住院医师的轮转计划。其中社会人学员、委托培养学员培训时间为36个月，专业学位硕士研究生培训时间为33个月，助理全科医师学员培训时间为24个月。专业学位硕士或博士研究生申请缩短培训时间须向专业基地提交研究生轮转证明，并由考核小组予以认定。

国家级专科医师规范化培训基地按照本专业国家《专科医师规范化培训内容与细则（试行）》的要求，省级基地按照四川省当年专科医师规范化培训细则的要求，安排专科医师的培养计划。培训时间根据专业的不同为两年及以上，原则上培训时间不予缩短。

科室和个人在培训过程中不能更改轮转计划。若确因特殊情况须更改，提交申请至毕业后培训部，待审核申请更改原因后再决定是否批准。

培训带教师资（一般为医疗组长）负责对培训人员日常的临床工作量、收治病种和例数、技能操作、病历书写等方面进行考核，并将考核结果记录在《四川省住院医师规范化培训登记考核手册》或《四川省专科医师规范化培训登记考核手册》中，严格按照手册相关要求进行培训的落实。

培训对象还应登录四川大学华西医院规范化培训住院医师/专科医师管理系统，进行网上工作量填报，并由带教师资审核。网上工作量填报的数量和质量决定培训对象薪酬的发放数量。

### 轮转考核

轮转考核包括轮转综合测评和出科考核。轮转综合测评内容包括培训对象的临床工作能力、医德医风、培训纪律、职业态度和团队合作精神等方面；出科考核分为专业理论考试和临床技能考核。完成轮转计划后，培训对象应认真填写培训情况并做个人小结，科室考核小组应对培训对象进行测评和考试，并将考核结果记录在《四川省住院医师规范化培训登记考核手册》或《四川省专科医师规范化培训登记考核手册》中。轮转考核不合格者，有一次补考机会，若补考仍不及格，须根据实际情况延期或补培训该学科。

## 年度考核

华西医院统一的年度考核于每年的12月举行，由毕业后培训部规范化培训科组织，各专业具体实施。考核形式包括专业理论笔试、专业外语笔试、临床技能实践考核、360度综合素质测评和年度汇报。考核内容包括专业知识、专业外语、临床技能和各项核心胜任力。第一年的年度考试还包括国家执业医师考试。

年度考核结果记录在《四川省住院医师规范化培训登记考核手册》或《四川省专科医师规范化培训登记手册》中，上报省级和国家级上级主管部门。年度考核结果也是培训对象能否参加结业考核的重要依据。专业理论笔试、专业外语笔试、临床技能实践考核、360度综合素质测评和年度述职5项全部合格则当年年度考核合格，不合格者有一次补考机会，若补考仍不及格，则延长培训年限。第一年度的国家执业医师考试成绩是当年住院医师年度考核的重要组成部分，若第一次考核未通过，则培训对象不能继续接受次年培训，须延长培训时间一年，若第二次考核仍未通过，须退出华西医院住院医师规范化培训。

## 结业考核

结业考核是衡量培训整体效果的结果性综合评价，由四川省健康委员会毕业后医学教育委员会办公室（以下简称“省毕教办”）组织实施，分为专业理论考核和临床实践能力考核两部分。

专业理论考核主要评价培训对象综合运用临床基本知识和经验以及安全有效规范地从事临床诊疗活动的能力。依照国家相关规定住院医师考题应当从相应的考核题库中抽取，专科医师考题应当从省级考核题库中抽取，考核形式为人机对话方式。临床实践能力考核主要检验培训对象是否具有规范的临床操作技能和独立处理本专业常见病、多发病的能力，考核形式为模拟操作或临床操作。

取得“医师资格证”且培训考核合格，是申请参加结业考核的必备条件。毕业后培训部规范化培训科负责根据省毕教办的要求，收取培训对象的报名材料，并初审培训对象的考核资格，省毕教办组织审核组对培训对象的考核资格进行终审。

专业理论考核和临床实践能力考核均合格的住院医师，由省级卫生行政部门颁发国家统一制式的“住院医师规范化培训合格证书”。专业理论考核和临床实践能力考核均合格的专科医师由国家（参加国家级培训基地的专科医师培训）或省级（参加省级培训基地的专科医师培训）卫生行政部门颁发“专科医师规范化培训合格证书”。如果对考核结果有异议，考生可凭省毕教办公布的复核通知，在规定的时间内，通过毕业后培训部规范化培训科向省毕教办提出复核申请。当年未通过专业理论考核、临床实践能力考核或其中任一项者，可申请参加次年的结业考核，在此期间不需要在华西医院继续接受培训。住院医师有3次考核机会，已合格成绩3年（含）内有效；专科医师有2次考核机会，已合格成绩2年（含）内有效。住院医师3年（含）内或专科医师2年（含）内未通过结业考核，需重新参加住院医师或专科医师规范化培训，培训的相关费用由个人承担，但是华西医院不接收此类重新培训的人员。因疾病等特殊原因不能参加结业考核者，需提交相应证明材料至毕业后培训部规范化培训科，经省毕教办审核同意，可顺延一年参加结业考核。

本管理办法自印发之日起施行。由毕业后培训部负责解释。

## 住院医师/专科医师规范化培训考核类别

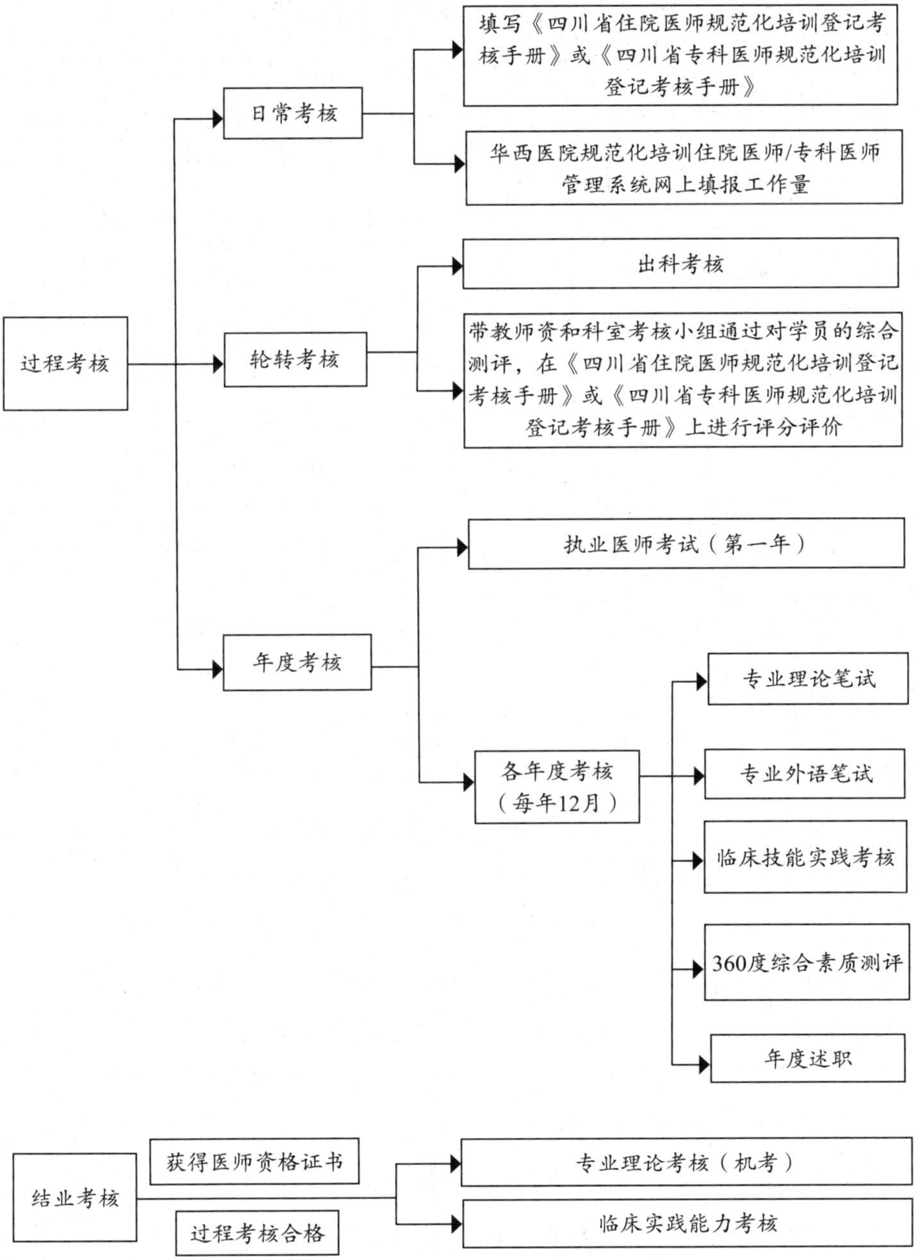

# 住院医师/专科医师学籍管理及异动管理办法

为全面贯彻党和国家有关毕业后教育的政策方针，维护住院医师/专科医师的正常规范化培训秩序，保障学生的合法权益，根据《国家卫生计生委关于印发〈住院医师规范化培训管理办法（试行）〉的通知》（国卫科教发〔2014〕49号）、《四川省卫生和计划生育委员会关于开展专科医师规范化培训试点的通知》（川卫办发〔2014〕443号）、《关于开展专科医师规范化培训制度试点的指导意见》（国卫科教发〔2015〕97号）、《四川省卫生计生委、四川省中医药管理局关于印发〈四川省住院医师规范化培训管理办法（试行）〉的通知》（川卫发〔2016〕92号），以及《四川省卫生计生委关于印发〈四川省住院医师规范化培训基地管理实施细则（试行）〉等5个实施细则的通知》（川卫发〔2016〕93号）等文件精神，并结合华西医院实际，特制定本办法。本办法适用于华西医院全体住院医师/专科医师。

## 培训年限

### 住院医师培训年限

1. 住院医师培训年限一般为3年，在规定时间内未按要求完成培训或考核不合格者，培训时间可顺延，根据四川省相关学籍管理制度确定顺延时间，顺延期间发生的一切费用由学员自主承担。

2. 已具有医学类相应专业学位研究生学历的人员参加培训，各专业基地按照《住院医师规范化培训内容与标准（试行）》或《中医住院医师规范化培训标准（试行）》，对其进行临床工作能力测评，根据测评结果确定培训时间。其中硕士研究生毕业学员培训时间不少于2年，博士研究生毕业学员培训时间不少于1年。

3. 双轨制专硕培训学员若有住院医师规范化培训经历，且研究生培养专业与原住院医师规范化培训专业相同的，其重新注册后参加住院医师规范化培训的时间，由专业培训基地进行临床能力测试后确定。若研究生培养专业与原住院医师规范化培训专业不同，则此前完成的培训内容不予认定，须重新培训。

4. 科学学位硕（博）士研究生，及外科专业学位硕士、博士研究生不缩短培训年限。

## 专科医师培训年限

1. 专科医师培训年限一般为2年，呼吸与危重症医学、心血管病学、神经外科这3个国家试点专科的培训年限为3～4年，具体以当年国家政策为准。

2. 学员在规定时间内未按要求完成培训或考核不合格者，培训时间可顺延，顺延时间不超过2年，顺延期间费用由学员自主承担，具体以当年四川省政策为准。

## 入学与注册

华西医院录取的规范化培训学员须持身份证、毕业证、学位证和其他有关证件入训报到，按照华西医院规定的日期办理入训手续。因故不能按期报到者，必须事先向华西医院毕业后培训部请假，假期一般不超过2周。未请假或请假后逾期不报到者，除因不可抗力等正当事由以外，对录取后未经华西医院同意不报到者或报到后无故自行退出等情节严重者，取消本年度培训资格，3年内不得报名参加华西医院住院医师规范化培训。同时报四川省卫健委毕教办，将其名字列入省规培学员黑名单。

学员报到时，毕业后培训部负责对学员资格进行审查，审查合格者办理入训手续，予以注册学籍；审查发现考生信息等证明材料与本人实际情况不符或者有其他弄虚作假的行为，取消入训资格。若在学员培训期间发现学员资格不符等问题，待核实后取消学籍。未建学籍档案者，不得参加结业考试。

学员应及时完成四川省住院医师/专科医师网上学籍注册。

1. 登录四川省住院医师规范化培训网（http://zyyspx.scyx.org.cn:8088/）或四川省专科医师规范化培训网（http://zkyspx.scyx.org.cn:8088/）填报志愿，按照“学员招录报名—注册账号—完善个人简历（填写相关注册信息）—填报志愿（培训基地填报四川大学华西医院，培训专业填报华西医院录取专业，选择不服从调剂）”的顺序进行填写。

2. 毕业后培训部对报名学员进行资格审查，审查合格之后向学员发送面试通知书，学员必须自收到面试通知书起7天内登录系统选择接收面试通知，若7天内未在系统确认面试通知书，则视为自动放弃。

3. 毕业后培训部对已接收面试通知书的学员发送录取通知书，学员必须自收到录取通知书起7天内登录系统选择接收录取通知书，若7天内未在系统确认录取，则视为自动放弃。

4. 被录取学员需进入四川省住院/专科医师规范化培训网，登录学员账号再次确认信息并提交“四川省住院/专科医师规范化培训注册学员信息确认书”。

5. 学籍注册完成。

**规范化培训住院医师/专科医师注册流程**

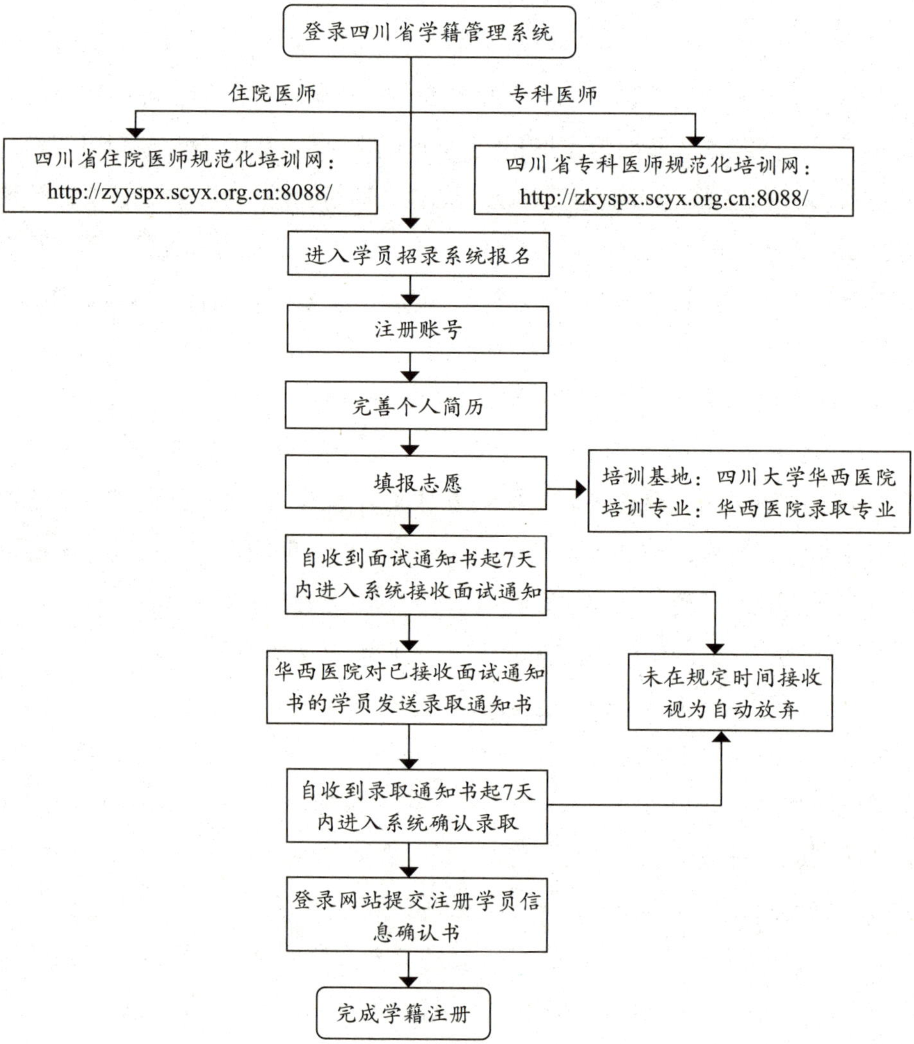

## 转专业

华西医院录取的住院医师/专科医师须按照录取专业在华西医院进行规范化培训，培训期间不允许更换培训专业。

## 转基地

1. 规范化培训学员原则上应当在华西医院被录取专业完成培训，若因特殊情况，无法继续在华西医院培训的，可以申请转基地。

2. 省内基地变更程序：学员提交变更申请—华西医院同意转出并出具转出函，学员提供已完成培训量的相关证明—拟接收的培训基地同意接收—省毕教办审核批准。其他单位委培学员还需提供委派单位出具的同意函。

3. 转基地学员经省毕教办审核同意后，其在华西医院已完成的培训时间可计入培训总时间，由接收培训基地安排轮转计划。

4. 省外转入的学员，还需提供学员转出培训基地所在省（市）卫生计生行政部门批准其为住院医师规范化培训基地的文件（复印件）和学员毕业证（复印件）各一份；省外转入学员经省毕教办审核同意后，华西医院在每年度新招收学员统一注册时间注册学籍并计算培训时间。

5. 省内转出省外的学员，学员只需提供转培训基地申请书和培训基地转出同意函至省毕教办审核。

6. 学员在整个规范化培训期间仅可变更一次培训基地。

7. 有下列情形之一，不予办理转基地手续：

（1）四川省统一招收的农村订单定向免费医学生。

（2）华西医院专科医师规范化培训学员。

（3）其他基地医院转入学员。

（4）无正当转基地理由的。

## 转基地流程

拟接收医院开具接收同意函

↓

华西医院培训专业基地出具已轮转证明并由教学主任或主任签字确认

↓

办理离职手续

↓

毕业后培训部出具转出基地同意函 → 外单位委培学员还需提供委派单位出具的同意函

↓

登录四川省住院医师规范化培训网：http://zyyspx.scyx.org.cn:8088/

↓

进入个人学籍管理系统

↓

点击“转基地申请”

↓

填写转基地申请理由

↓

提交转基地申请

↓

拟接收医院审核学员转基地申请

↓

华西医院审核学员转基地申请

↓

四川省卫健委毕教办审核

↓

完成转基地

## 中止培训

1. 规范化培训学员原则上应当在被华西医院录取的专业完成培训，若因特殊情况而无法继续在临床岗位工作的，可以申请中止培训。

2. 中止培训由学员本人申请，培训基地教学主任或主任同意，经毕业后培训部审批后生效（中止培训时间超过3个月需分管院领导签字生效），中止培训时间计入学员延期时间，学员中止培训期间华西医院为其保留学籍，但不享受培训期间所有待遇，且学员培训期间所有延期时间不能超过最长的规定时间，否则须重新报名参加培训。

3. 学员中止培训期间须对自己的行为负责，其间发生任何意外或个人伤害事件均由学员个人负责。

4. 学员中止培训时间结束，应当立即办理相关恢复培训的证明材料。如果2周内未办理复训手续则视为放弃学籍，华西医院将强制注销其学籍。

5. 学员如果在中止培训期间出现严重的违法违纪情节，华西医院将取消其复训资格，并给予退训或其他相应处理。

## 退出规范化培训

1. 在培训期间考取临床医学、口腔医学硕士专业学位研究生的学员，应向华西医院申请退出培训，由医院报省毕教办备案。该类人员进入专业学位研究生培养阶段后，须重新注册住院医师规范化培训的学籍。若研究生的培养专业与原住院医师规范化培训专业相同，其重新注册后参加住院医师规范化培训的时间，由学位培养点、培训基地进行临床能力测试后确定；若研究生的培养专业与原住院医师规范化培训专业不同，则此前完成的培训内容不予认定，须重新培训。

2. 学员需向录取的培训基地提供以下资料：学员退出培训申请书，具有相应学位授予资格的单位出具的本年度临床医学、口腔医学硕士专业学位研究生录取通知书（复印件），培训基地出具的学员退出培训同意函。

3. 其余原因退出培训者，经学员本人申请，华西医院审核同意后上报并由省毕教办审查备案。自备案之日起，3年内不得再次报名参加本省住院医师规范化培训。

4. 退培学员须2周内办完离职手续并离院，逾期未办理者由华西医院强制注销其学籍。

5. 农村订单定向免费医学生退训后若以其他身份再次参加规范化培训，只能报考全科专业。

6. 专科医师退训按照国家/四川省专科医师管理办法执行。

**中止培训流程**

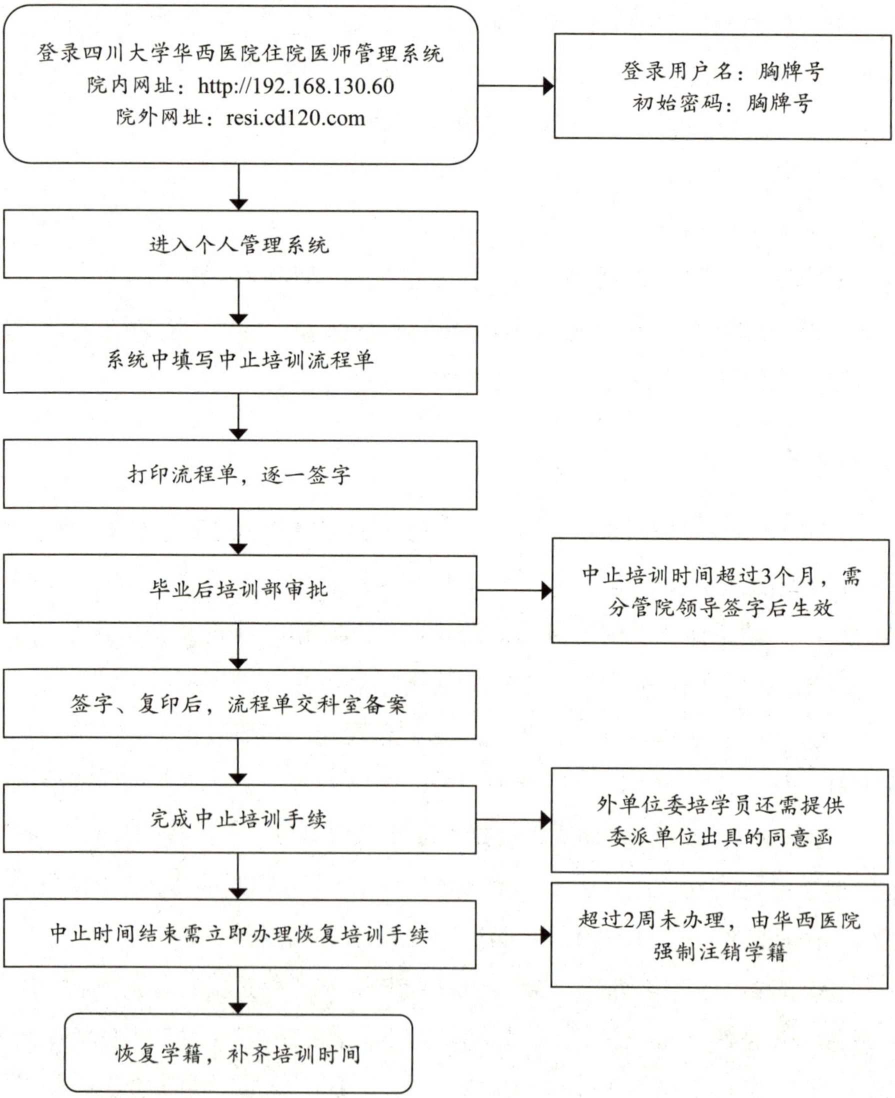

## 退训流程

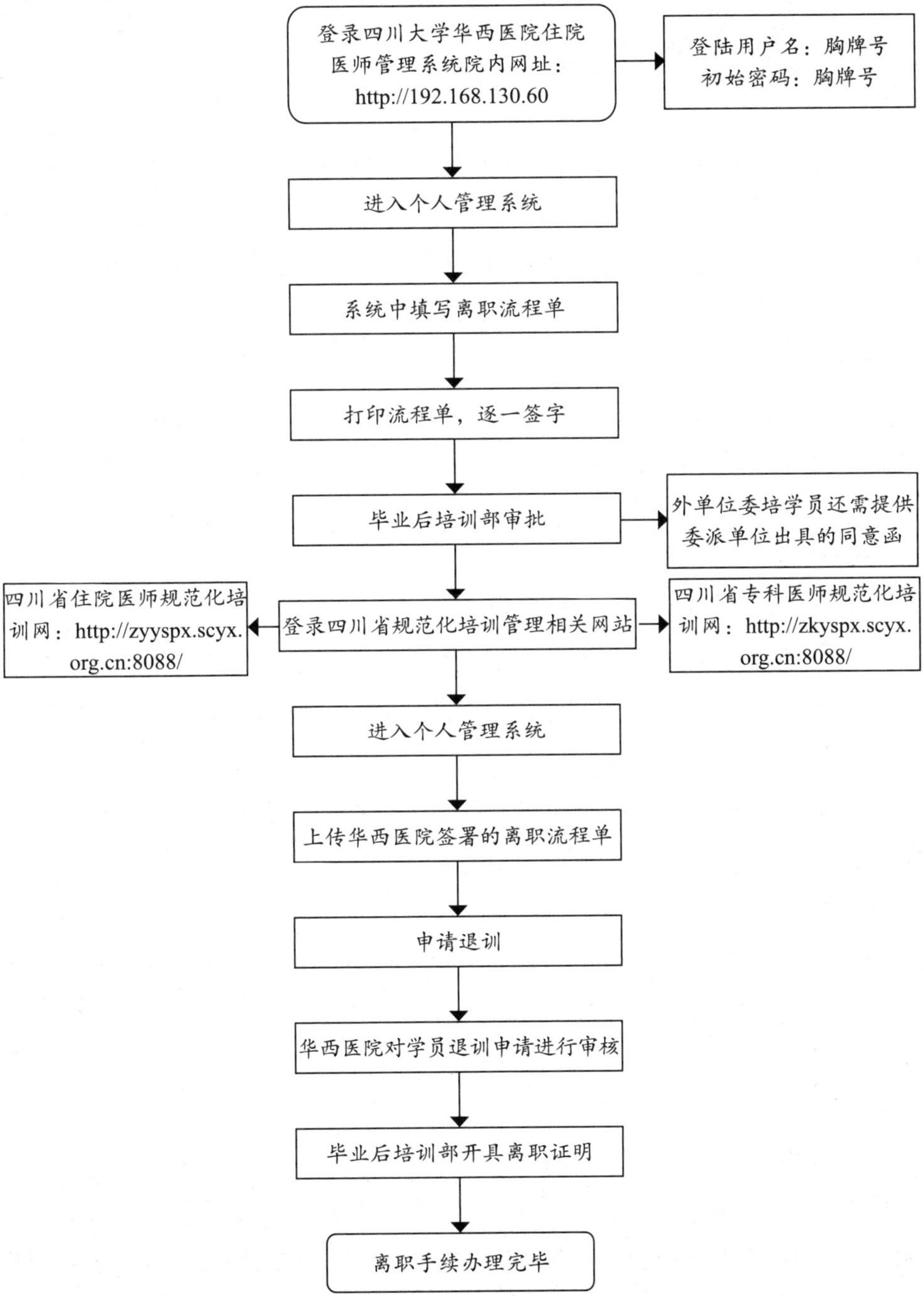
登录四川大学华西医院住院医师管理系统院内网址：http://192.168.130.60
登陆用户名：胸牌号
初始密码：胸牌号
进入个人管理系统
系统中填写离职流程单
打印流程单，逐一签字
毕业后培训部审批
外单位委培学员还需提供委派单位出具的同意函
登录四川省规范化培训管理相关网站
四川省住院医师规范化培训网：http://zyyspx.scyx.org.cn:8088/
四川省专科医师规范化培训网：http://zkyspx.scyx.org.cn:8088/
进入个人管理系统
上传华西医院签署的离职流程单
申请退训
华西医院对学员退训申请进行审核
毕业后培训部开具离职证明
离职手续办理完毕

# 住院医师/专科医师课程管理办法

## 课程设置与实施

### 课程内容

以最新的《住院医师规范化培训内容与标准（试行）》中的培训内容和培训要求为依据，以“三基三严”培训为目的，以培养岗位胜任力为核心，以临床需求为导向，以基本技能、专业技能、医学人文和专业发展为主要模块设置住院医师课程。

### 课程安排

课程采用选修课和必修课两种形式，每年有若干门必修课和选修课。培训期间住院医师需要完成规定的课程，获得规定的学分，方可认定过程考核合格，才能参加规范化培训结业考核。

### 课程实施

各规范化培训专业基地成立课程小组，根据培训内容和各年培训要求开设课程，所开设的课程应有教学大纲和教学进度表。担任住院医师课程教学工作的教师一般应具有中级及以上职称，各培训专业应认真遴选合格的师资担任教学工作。

毕业后培训部负责课程信息的发布、上课学员的组织、课程成绩的公布等课程辅助工作。

### 课程保障

参与住院医师课程教学的教师及教辅人员的课时费，在课程结束时由毕业后培训部按照职称和课时标准发放。

## 课程考核

### 考核目的

促进住院医师/专科医师巩固所学的课程，提高分析问题的能力；检查住院医师对所学课程的掌握程度，评定学习成绩；了解教学效果，研究改进教学工作。

**考核办法**

每一门课程结束后都需进行考核。考核形式由课程小组或授课教师决定。

**重修**

课程考核不合格者可以重修，每门课程可以重修一次，重修考试的成绩与正常考试同样记分。如重修仍未通过，将不能获得该门课程的学分。

### 成绩管理

课程考试成绩应由任课教师评定并签名，每门课程在考核后成绩登记要及时、准确，登记完成后由课程小组秘书报毕业后培训部，由毕业后培训部负责向学员公布。

## 住院医师/专科医师规范化培训证书管理办法

为加强规范化培训学员所持证书的管理，规范管理流程，根据国家和四川省的相关规定，结合华西医院实际，特制定本办法。

### 管理范围与定义

本办法所指的规范化培训学员为华西医院在训住院医师/专科医师。

本办法所指的证书为执业医师资格证书、规范化培训合格证书和职称证书。

### 管理细则

**执业医师资格证书**

1. 规范化培训住院医师在进入培训时，如果未取得医师资格证书，需在培训第一年参加执业医师资格考试，通过技能和理论两项考试后，可获得医师资格证书。医师资格证书也是住院医师规范化培训结业的必备条件之一。

2. 华西医院医师资格考试的报名和证书的发放由医教部负责。报名期间，由毕业后培训部向医教部提供需参加考试的住院医师名单，住院医师自行准备相关材料到医教部报名，外单位委托培养住院医师可到送培医院报名并参加考试。报名要求等以国家当年公布的通知要求为准。

3．规范化培训住院医师在培训期间有两次参加执业医师资格考试的机会。如果第一次未通过，社会人住院医师将停发奖学金，延长培训一年，并和毕业后培训部签订知情同意书。如果第二次考试仍未通过，华西医院有权解除培训合同。

4．住院医师参加医师资格考试可提前1～5天备考，但需向轮转科室提出请假申请，科室同意后报毕业后培训部备案。

5．考试成绩公布后，住院医师需向毕业后培训部提交技能和理论考试的成绩证明。

6．在获得医师资格证书之前，住院医师所参与的各项临床工作需在上级医师的指导下进行。

7．住院医师获得医师资格证书后，需自行保管证书，并且应第一时间到医教部按要求进行执业注册。外单位委托培训的住院医师也需在华西医院注册，完成规范化培训后方可变更执业地点。

**规范化培训合格证书**

1．规范化培训合格证书分为“住院医师规范化培训合格证书”“专科医师规范化培训合格证书”“药师规范化培训合格证书”“技师规范化培训合格证书”和“护士规范化培训证书”。

2．“住院医师规范化培训合格证书”。

（1）2017年之前由四川省卫健委（原四川省卫计委）颁发，2017年开始由国家卫健委（原国家卫计委）颁发。

（2）证书一般在结业考核成绩公布后一个月左右由省卫健委发放至各培训基地，再由各培训基地向培训学员发放。发放时间以当年卫健委通知的时间为准。

（3）外单位委托培养的住院医师的合格证书由华西医院统一寄至各委托培养单位。其他培训身份学员则需本人自行到毕业后培训部领取，如本人不能领取，需提供他人代为领取的委托书。

3．“专科医师规范化培训合格证书”。

（1）非国家试点专科基地的证书由省卫健委颁发，国家试点专科基地的证书由国家卫健委颁发。

（2）证书一般在结业考核成绩公布后1个月左右由省卫健委发放至各培训基地，再由各培训基地向培训学员发放。证书的发放时间以当年卫健委通知的时间为准。

（3）外单位委托培养的专科医师的合格证书由华西医院统一寄至各委托培养单位。其他培训身份的学员则需本人自行到毕业后培训部领取，如果本人不能领取，需提供他人代为领取的委托书。

**职称证书**

1. 报名时间为每年1月，考试时间为每年5月，以当年通知的时间为准。

2. 报名要求：

（1）报名人员要求：参加临床医学专业中级资格考试的人员须为华西医院在训专科医师，应取得“医师资格证书”和“住院医师规范化培训合格证书”。

（2）报名年限要求：确认从事本专业工作年限原则上以在华西医院规范化培训的年限为准。若有在外单位从事相关专业的工作经历，可提交与该单位签订的劳动合同及人事部门出具的相关证明，医院将根据该单位的级别等具体情况核定是否计入从事相关专业的工作年限。

（3）报考专业要求：原则上需严格对岗报考，因工作岗位变动需报考现岗位专业类别的人员，其从事现岗位专业工作时间须满2年（转岗工作年限证明需请本人所在科室出具）。

3. 报名流程：个人网上报名，同时提交纸质材料到毕业后培训部，由成都市人才交流中心审核，无误后可在网上缴费；如果审核有问题，则需本人到现场再次确认。

4. 考试成绩于考后2个月左右由国家公布，学员可凭本人准考证号和有效证件号登录报名网站查询成绩，在规定时间内自行登录报名网站下载打印成绩单并妥善保管，作为考试通过者领取资格证书的依据。证书领取时间以当年通知时间为准。

**职称报名流程**

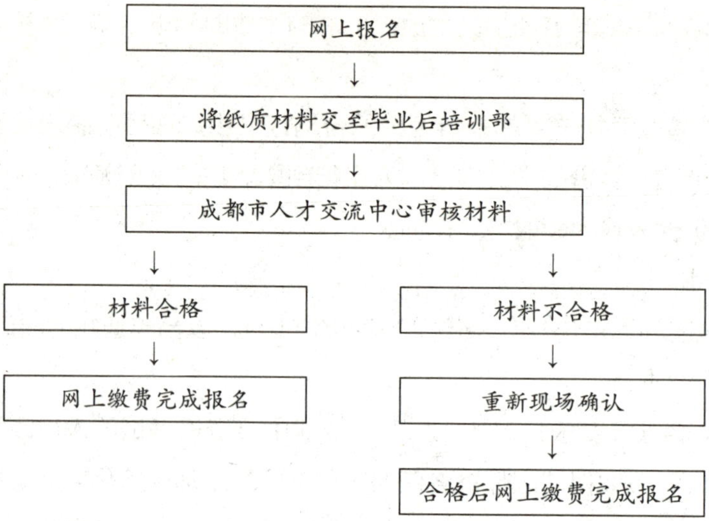


# 住院医师/专科医师推荐留院遴选制度

毕业后培训部协助人力资源部对完成规范化培训的学员采取遴选和考核的方式开展每年的留院工作。

## 报名

完成专科医师培训的当年结业人员（尚未开展专科医师培训专业的除外）通过“四川大学华西医院人事信息管理平台”提交应聘申请，如实填写个人资料和附件资料。

## 资格审查

由人力资源部进行初步资格审查，并将符合条件的学员名单发送至毕业后培训部，毕业后培训部再将学员培训的情况提供给人力资源部。人力资源部汇总毕业后培训部的意见再次将通过审核的名单发送给相关科室，由科室根据招录考核条件对名单进行复审，最终确定参加科室层面测评的学员名单。

## 科室层面测评

科室管理小组负责组织科室层面测评。由科室通知进入面试的学员，并将面试安排上报人力资源部备案。科室对面试学员按照医师、医技等序列抽签决定面试顺序。

## 医院层面面试

人力资源部根据当年招录指标和科室面试结果确定进入医院层面面试的学员名单，并根据面试成绩排名确定留院学员。获得留院资格的学员与医院签订就业协议和劳动合同，并按人事部门相关规定完成结业后档案转接等后续工作；不留院学员按照双向选择原则自主就业。

## 不予推荐留院原则

1. 科室测评时，科室超过一半的人员不同意留院。

2. 培训期间考核测评成绩位于本专业结业人员末尾，且培训期间表现不突出（管理部门教师综合意见）。

3. 本人放弃留院，不填写或明确以书面形式表明不参加留院面试。

**住院医师/专科医师留院遴选流程图**

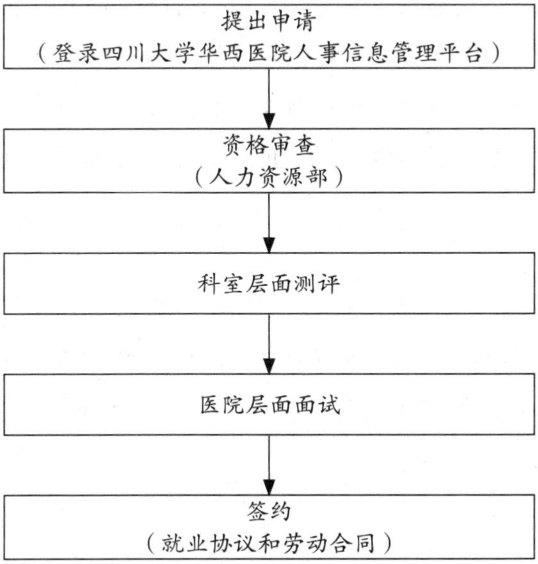

# 住院医师/专科医师就业指导工作制度

为更好地做好社会化规范化培训学员（住院医师、专科医师、住院技师、药师、住院护士）的就业工作，特制订本工作制度。

## 结业生就业工作

1. 负责向用人单位公布毕业生信息和征求需求意见。

2. 负责对毕业生基本信息的收集统计、毕业生就业信息审查工作。

3. 负责收集和发布需求信息，负责接待、组织用人单位在院内开展的招聘活动，组织华西医院年度结业生就业“双选会”，负责结业生的推荐工作。

4. 负责结业生就业咨询与辅导工作。

5. 负责结业生派遣工作，牵头组织结业生的离院手续，协助有关部门做好结业生户口档案迁移工作，负责处理结业的遗留问题。

6. 采取措施，积极开拓就业市场，加强与用人单位的联系。

## 结业生就业管理工作

1. 就业协议书。

就业协议书是确定结业生、用人单位在结业生就业工作中的权利和义务的书面表现形式，也是医院编制结业生就业计划和进行结业生派遣的依据。就业协议书一式三份，结业生和用人单位签署意见后，分别由用人单位、结业生本人和医院各保存一份。协议书由医院毕业后培训部实行统一的编号管理，编号与结业生一一对应，每个结业生只能拥有一份就业协议书。任何单位和个人均不得复制、转借、挪用或造假。

2. 签约流程。

结业生与用人单位达成就业意向后到毕业后培训部领取就业协议书；结业生和用人单位分别在就业协议书上填写相关内容并签字；协议书签订后，分别由用人单位、结业生本人和华西医院各保存一份；结业生于30日之内将已签订好的协议书中医院留存联交回医院。

3. 结业生在签约过程中应履行的义务及注意事项。

（1）结业生应如实填写本人基本信息，在领取就业协议书30天之内，办理与用人单位的签约手续，除用人单位及本人留存外，将就业协议书中医院留存联交回医院毕业后培训部。

（2）结业生应具有契约意识，慎重签约。就业协议书签订之后，必须认真履行协议中的条款和相关约定。

（3）结业生应妥善保存就业协议书，一旦遗失应及时向毕业后培训部报备。

（4）结业生在签约过程中如果出现复制、转借、挪用或伪造就业协议书等弄虚作假行为，一经查实，医院将按照相关条例进行处罚。

4. 就业过程中违约问题的处理。

（1）为了维护医院和全体规培学员的声誉，规培学员应做好职业生涯规划，慎重签约，认真履约。

（2）因学员个人原因提出与原签约单位解约，须首先征得原单位同意，学员须持原单位同意解约的书面意见和新单位的书面录用通知，向毕业后培训部申请补领就业协议书。

（3）医院应本着对用人单位和结业生负责的态度，做好结业生的思想工作，严格审核学员补领就业协议书的条件。

**住院医师/专业医师结业生签约流程**

结业生与用人单位达成意向

↓

在毕业后培训部规范化培训科办公室领取就业协议书（一式三份），并填写盖章

↓

结业生于30日之内将已签订的就业协议书（培养单位留存联）交回办公室，同时登记就业去向

# 规范化培训学员考勤制度

根据《住院医师/专科医师规范化管理办法》有关规定，对培训学员培训期间的请假、销假制度做如下规定。

## 学员培训期间享有的假期

规范化培训学员第一学年为每年7月1日至次年6月30日。入训后次年，学籍注册在华西医院且首次参加执业医师资格考试的规范化培训学员（医师）享有1～2天假期，用于准备执业医师考试；第二学年起学员享有5天年假，其他法定假日按国家相关规定执行。婚假、产假、陪产假按照国家相关政策执行。因事假、病假、婚假、产假、陪产假及其他事由耽搁的工作日，须补足休假所缺的培训工作日天数。

1. 病假。

（1）学员因病需于上班时间去医院就诊，或经医院诊断需在家休养或需住院治疗的，视为病假。

（2）凡病假均需有三级以上医院的诊断书、病休或住院证明、请假申请表，无证明的按事假处理。

（3）严禁持虚假医院证明请假，一经查实，取消培训资格。

2. 事假。

（1）因个人或家庭特殊事务，需由本人亲自处理而请假的，视为事假。

（2）严禁以虚假理由请事假，一经查实，取消培训资格。

（3）委培学员请事假2天以上（不含2天）需报备原单位，并由原单位发函至毕业后培训部。

3. 其他特殊假期。

（1）婚假、产假、陪产假时间根据国家现行《婚姻法》及省、市、地区相关条例确定，并按照华西医院相关具体办法执行。

产假结束后顺延培训时间，超期未恢复工作按事假处理。因生育请假的培训学员必须向所在专业基地及请假期间所轮转的所有科室报备并签字，再向毕业后培训部报备，于结业后补足缺少的工作日。

在训期间可休婚假3天（自领取结婚证起一年内），超期视为事假。外单位委培学员需由原单位证明未休婚假。外单位委培学员因各省婚假政策不同而超出3天者，由送培单位提供休假证明，因假期耽搁的工作日，须补齐后方可结业。无结婚证明者，以领取结婚证等为由请休婚假，一律视为事假，因此造成的一切后果由其本人负责。

（2）丧假：培训学员的直系亲属及岳父母、公婆去世，可请3天丧假。

（3）出差：在训期间，培训学员原则上不能出国留学（除公派交流学习外）；凡因特殊情况申请出国（代表医院科室参加国际会议、大会发言等）、到其他省市参加会议者，必须向毕业后培训部提出书面申请。

（4）执医假：在科室工作可安排的情况下，允许学员休假1～2天，准备执业医师考试。执医假仅限入训后次年，学籍注册在华西医院且首次参加执业医师考试的住院医师申请。

## 请假手续及审批程序

1. 坚持事先请假、事后销假、严格管理和按程序审批的原则。准假前需与所在科室一起安排好本岗位工作。

2. 规范化培训医师请假应登录华西医院住院医师规范化培训系统，提交请假申请并打印假条。

（1）医师请假需由本专业专职教学岗教师或教学秘书、轮转医疗组长、科室主任签字，再到毕业后培训部登记。

（2）特殊紧急情况来不及到毕业后培训部登记的，应先在系统中提交请假申请并由科室主任签字，后到毕业后培训部登记报备。

3. 休假结束后，应由科室核对请假天数是否与实际休假天数相符，签字证明恢复工作的具体日期，学员再将假条交至毕业后培训部登记进行销假。

4. 事假2天以下（含2天）由本专业专职教学岗老师或教学秘书、轮转科室主任、医疗组长签字，销假后到毕业后培训部进行登记。事假3天及以上遵循上述请假程序。

5. 产假、病假等较长假期，若休假期间跨多个轮转科室，需到本专业基地及各轮转科室一一报备，请本专业基地、轮转科室主任签字，再到毕业后培训部登记后方可休假。

## 纪律要求

1. 严格遵循请销假程序。

2. 请假期间，若因特殊情况不能按时返回，或需延长请假期限，需先在网上新增请假申请，可通过电话向轮转科室报备。销假时将新增的请假申请按照上述请假程序签字后交至毕业后培训部进行登记和销假。

3. 以下行为视为无故旷工：

（1）未按程序请假或请假未获得批准离开工作岗位；

（2）请假期满未延假或延假未获得批准逾期不到岗的；

（3）模仿老师签字，造假经查证核实的；

（4）不假离开医院。

4. 休假补足、休假期间待遇及因假退出培训。

（1）一个学习年度中除年假外，累计休假天数不得超过15天，超过15天（不含15天）则视为未完成轮转计划，必须以延长培训的形式予以补足，否则不能获得最终的培训证书。培训学员一个培训年度中事假累计天数不得超过15天，超过15天销假后能否继续培训，需提交医院讨论。无论医院是否同意其继续培训，学员都必须在结束培训前将受训时间补足。

（2）学员在培训期间除年假外，累计休假不得超过30天。超过30天（不含30天）则视为未完成轮转计划，必须延长培训时间予以补足，否则不能获得培训证书。学员因请假而延长培训时间所造成的后果自行负责，延长期内无助学金、住房补贴和餐费补贴，仅发放值班费及补发请假期间扣发的奖学金。

（3）产假期间待遇：保留学员培训资格，社会人保留助学金、住房补贴、餐补，停发奖学金，恢复产假后发放产假期间扣发的奖学金，发放完毕后恢复请假所在年级的奖助学金标准，进入下一学年时延期调薪，延长培训时间时按结业所在年级奖助学金标准发放，无餐补。男学员因照顾配偶享受的陪产假保留助学金，并视当月工作量情况发给半月奖学金。外单位委培休假期间发放助学金，延长培训期间无助学金、餐补。

（4）婚假、丧假期间待遇：不影响奖学金和助学金。

（5）事假待遇：

5天以内（含5天）按每日扣发奖学金总额的5%的标准执行；

6～10天扣发半月奖学金；

11～15天扣发当月奖学金。

（6）病假待遇：

7天以内（含7天）发放奖学金和助学金；

8～14天（含14天）发放助学金和半月奖学金；

14天以上不发放当月奖学金。

（7）出差待遇：

由科室派出参加会议、出差等，正常发放奖学金和助学金；出差时间超过两周者，需以延长培训的形式补足轮转计划。

**规范化培训医师请假流程**

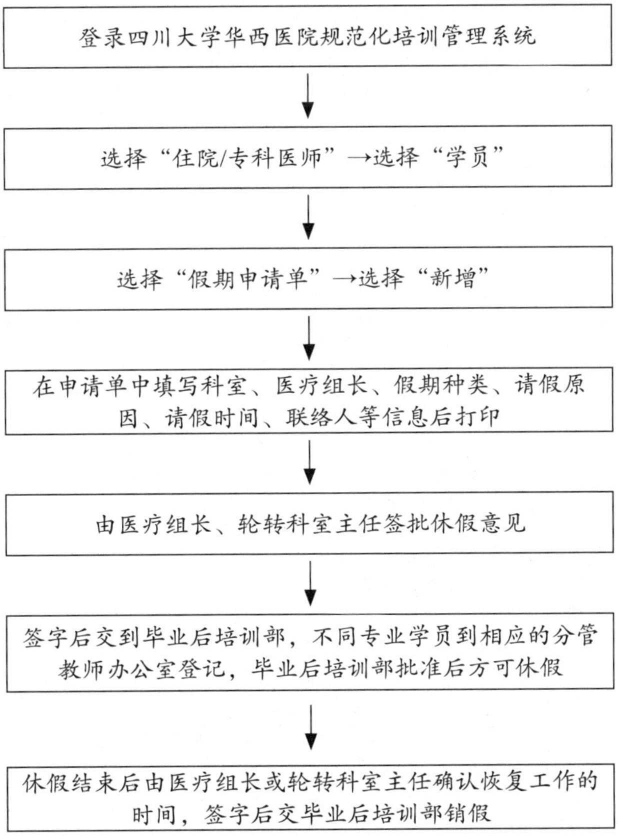

## 双轨制研究生请假流程

登录四川大学华西临床医学院/华西医院研究生部官网
http://yjs.cd120.com/

↓

选择“下载专区”→选择“学生事务”

↓

下载“华西临床医学院研究生（住院医师）
专用请假条”

↓

打印后在请假条中填写基本信息及科室、带组教师、
请假原因、请假时间、联络人等

↓

由带组教师、轮转科室分管规培主任、导师、
本专业教学主任签批休假意见

↓

签字后交到毕业后培训部（各专业分管教师处）、研究
生部分别签字，进行登记

↓

签字、登记完成后可休假

↓

休假结束后由科室确认销假，签字后
交毕业后培训部、研究生部销假

**本院职工住院医师请假流程**

在毕业后培训部各分管教师处领取请假申请表

↓

在请假条中填写基本信息及科室、带组教师、请假原因、请假时间、联络人等

↓

由带组教师、轮转科室分管规培主任、本专业教学主任签批休假意见

↓

签字后将申请表交到、毕业后培训部、人力资源部部分别签字，进行登记

↓

签字、登记完成后可休假

↓

休假结束后由科室确认销假，签字后到人力资源部、毕业后培训部销假

# 规范化培训学员评优管理办法

为聚焦机制创新，大力推进“双一流”建设，进一步突出先进典型的示范作用和引领作用，传承文化，更好地激励广大规范化培训学员在医疗岗位中创先争优，促进医院各项工作再上新台阶，毕业后培训部按照医院当年年度先进评选政策要求，组织开展年度先进规范化培训学员评选活动。评选包括院级先进和部级先进两个部分，具体规定如下。

## 评选原则

1. 公开、公平、公正。
2. 实事求是，好中选优，宁缺毋滥，兼顾点面。
3. 奖励优秀，调动各单位和广大教职员工的积极性，完善长效机制。

## 院级先进规范化培训学员推选

根据医院当年年度先进评选政策，组织院级层面优秀规范化培训学员的推荐，具体推荐办法如下。

1. 推荐学员基本要求。

（1）工作年限：来院培训满一年。

（2）推荐范围：社会人和外单位委培住院医师/专科医师。

（3）基本要求：

a. 年度考核合格、医德考评良好及以上等次，原则上不在岗时间累计不超过1个月。

b. 政治立场坚定，遵纪守法，模范践行医疗卫生职业精神，积极构建和谐医患关系，无违规违纪和责任事故发生。

c. 工作业务能力强，服从整体安排，勤奋敬业，团结协作，开拓创新，乐于奉献，在本职工作岗位上成绩突出，群众公认。

d. 热情关心并积极参与医院和科室建设。

2. 推荐名额。

（1）总名额：由医院当年年度先进评选政策规定院级优秀规范化培训学员总名额，按照当年可参选在培学员比例进行名额分配。

（2）医师：由各规范化培训学科（按二级学科）推荐1名先进个人参加院级优秀的竞选。

3. 评选流程。

评选流程以医院当年政策为准。一般为：科室推荐—大科（二级学科）评选—毕业后培训部审查—医院毕业后教育专委会审核—教学口审查—党委办公室汇总—院评优小组评议。

## 部级先进规范化培训学员推选

1. 推荐学员基本要求。

（1）工作年限：来院培训满一年。

（2）推荐范围：社会人和外单位委培住院医师/专科医师。

（3）基本要求：

a. 年度考核合格、医德考评良好及以上等次，原则上不在岗时间累计不超过1个月。

b. 政治立场坚定，遵纪守法，模范践行医疗卫生职业精神，积极构建和谐医患关系，无违规违纪和责任事故发生。

c. 工作业务能力强，服从整体安排，勤奋敬业，团结协作，开拓创新，乐于奉献，在本职工作岗位上成绩突出，群众公认。

d. 热情关心并积极参与医院和科室建设。

2. 推荐名额：各科室按在训学员总人数的3%进行推荐，不足一人的按一人推荐。

3. 院级先进评选中获得提名但未最终通过的学员将直接进入毕业后培训部先进人选，而科室推荐中最末位的部级先进提名学员则被淘汰。

4. 评选流程。评选流程以医院当年政策为准。一般为：科室推荐—大科（二级学科）评选—毕业后培训部审查—医院毕业后教育专委会审核。

**规范化培训学员评优流程**

**（具体评优流程以医院当年政策为准）**

**院级先进规范化培训学员推选**

科室推荐
↓
大科（二级学科）评选
↓
毕业后培训部审查
↓
医院毕业后教育专委会审核
↓
教学口审查
↓
党委办公室汇总
↓
院评优小组评议

**部级先进规范化培训学员推选**

科室推荐
↓
大科（二级学科）评选
↓
毕业后培训部审查
↓
医院毕业后教育专委会审核

# 规范化培训学员违规处罚条例

为营造良好的规范化培训风气，完善规范化培训基地建设，提高规范化培训质量，在学员规范化培训期间，毕业后培训部及培训基地对在培医师、技师、药师、护士进行严格管理，华西医院对规范化培训学员制定相关的处罚条例。

## 条例管理范围

本条例适用对象为规范化培训学员，包括住院医师/专科医师、住院技师/药师、住院护士。

## 具体处罚条例

出现但不限于以下情况时，华西医院给予相应处罚：

1. 在招收录取中，提供虚假材料者，一经查实，立即终止培训，并全额退还医院发放的奖助学金和补贴，之前所完成的培训工作量一律不予承认，学籍不予保留，并保留向兄弟医院通报情况的权利。

2. 未按基地轮转计划安排，私自调换或更改轮转计划进入科室轮转者，视情节轻重给予推迟培训结业时间或扣发奖学金的处罚，取消当年评优资格。通报相关培训专业基地，委培学员通报送培单位。

私自调换或更改轮转计划15天以内者，延长培训时间30天，延长期间停发当月奖助学金。

私自调换或更改轮转计划15天（含15天）至30天，延长培训时间60天，延长期间停发奖助学金。

私自调换或更改轮转计划30天（含30天）至45天，延长培训时间90天，延长期间停发奖助学金。

私自调换或更改轮转计划45天（含45天）以上者，延长培训时间一年，延长期间停发奖助学金。

因调换和更改轮转计划影响医疗安全和造成医院重大损失的，按照《卫生部　教育部关于印发〈医学教育临床实践管理暂行规定〉的通知》（卫科教发〔2008〕45号）精神给予处罚。如果涉嫌刑事犯罪的，移送司法机关。

3. 培训过程中，在工作量登记、请销假中弄虚作假（包括但不限于模仿主任、带教教师签名等），不服从基地管理、教学安排，无故迟到、早退等，一经查实，视情节轻重给予推迟培训结业时间1～6个月的处罚，并扣发延长期间的奖助学金，取消年度评优资格，通报相关培训专业基地，委培学员送回原单位。在培训中专业基地自行组织的各类考试（周考、月考等）有替考和舞弊行为的，由轮转科室和专业基地自行处理，报毕业后培训部备案。

4. 不假离开工作岗位的旷工者，视情况给予以下处罚：

旷工5天以内，延长培训时间30天，延长期间停发奖助学金；

旷工5天（含5天）至10天，延长培训时间60天，延长期间停发奖助学金；

旷工10天（含10天）至20天，延长培训时间90天，延长期间停发奖助学金；

旷工20天（含20天）以上，强制退训，学籍不予保留。

5. 出科、年度、结业考核中有替考、舞弊等行为的，做如下处理：

替考：在出科考核、年度考核、结业考核中，替考双方一经查实，双方均为规培学员的，强制退训，委培学员退回原单位。学籍不予保留，在3个月内自行将学籍转至其他基地，否则强制注销；有一方为在校学生或进修生的，向其管理部门通报，依照规定处理。

舞弊：出科考核舞弊者，重新轮转在该科室培训的时间，扣发延长期间的奖助学金，取消年度评优资格，处罚措施报毕业后培训部后执行。年度考核舞弊者，初次舞弊者，延长培训时间6个月，扣发6个月奖助学金，取消年度评优资格，取消留院资格。再次舞弊者，强制退训，委培学员退回原单位，学籍不予保留，在3个月内自行将学籍转至其他基地，否则强制注销。结业考核舞弊者，按照省结业考试相关规定执行。

替考、舞弊未遂者，在开考前被查验出来的，扣发当月奖助学金，延长培训时间1个月，取消年度评优资格。处罚结果通报培训专业基地或送培单位。

其余违规行为视情况逐级上报处理。

6. 工作中服务态度恶劣（病人有效投诉），工作责任心差，或不遵守劳动纪律者，由培训专业基地投诉至毕业后培训部后，参考华西医院《缺陷管理条例》，视情节轻重给予推迟培训结业时间1～6个月的处罚和扣发延长期间的奖助学金的处罚，取消年度评优资格。委培学员通报送培单位。

7．工作中出现其他恶劣行为或事件时，培训专业基地上报至毕业后培训部，毕业后培训部视情况上报医院处理，处理结果包括但不限于延长培训、扣发奖助学金、退训等。

8．培训过程中，如因严重违反规定出现医疗差错，引发医疗纠纷，造成医疗事故，将按照《卫生部　教育部关于印发〈医学教育临床实践管理暂行规定〉的通知》（卫科教发〔2008〕45号）精神给予处罚。涉嫌刑事犯罪的，移送司法机关。

# 住院医师/专科医师对专业基地培训满意度调查制度

## 目的

全面了解和收集规范化培训住院医师/专科医师对华西医院各科室培训实施情况的满意度，以提高科室对规范化培训的重视程度，改进和完善华西医院的规范化培训管理工作。

## 调查对象

华西医院全体在训规范化培训住院医师/专科医师。

## 调查原则

1．真实性原则。

毕业后培训部做的调查应公平、公正、公开，以取得规范化培训住院医师/专科医师的真实意见，并客观、公正地发布调查结果。

2．保密性原则。

调查采取住院医师/专科医师在华西医院住院医师管理系统中勾选问卷的形式，由系统统计调查结果。统计结果仅限毕业后培训部的管理员调取，其他人员无权查阅。

3. 有效性原则。

满意度调查结束后，按年度进行反馈。对满意度未达标的项目，将及时进行反馈，以利于下一年度的改进。

### 调查内容

调查内容涵盖轮转安排、科室培训管理、教师带教意识、出科考核、导师人文关怀等20条指标。

### 调查方式

调查采取规范化培训住院医师/专科医师在华西医院住院医师管理系统中勾选问卷的形式。住院医师每轮转一个科室都要填写一份调查表；专科医师因培训科室较固定，每半年填写一份调查表。

### 调查程序

住院医师要求在出科时完成对已轮转科室的调查表，专科医师于每年6月8日、12月8日前完成前半年轮转科室的调查表。

### 调查结果运用

住院医师/专科医师满意度，调查结果将作为科室当年综合考核指标体系中毕业后教育考核的重要评分标准之一。满意度调查结果将反馈给科室，以利于科室住院医师/专科医师规范化培训工作的持续改进和完善。

## 规范化培训学员薪资管理制度

在培训期间规范化培训学员的薪酬由毕业后培训部考核后发放。毕业后培训部依据学员的培训身份、学历、年级、考核情况，遵照医院制定的标准发放；属于国家财政拨款的，按照当年政策标准向学员发放。

## 规培学员薪酬组成部分

社会人：医院为社会人发放奖学金、助学金、住房补贴、生活补贴，培训期间逐年按标准上涨。值班费、夜班费由科室核算后报经管部门后直接发放。

委培学员：按照国家财政拨款及当年经费使用办法按月发放助学金。值班费、夜班费由科室核算后报经管部门后直接发放。

## 新进学员起薪

1. 规培学员培训报到日为其起薪时间。当月15日前（含15日）报到的新学员发放全月奖助学金，15日以后报到的新学员发放半月奖助学金。

2. 起薪标准以学员报到时提交审核的学历、学位原件证件为准。因特殊原因推迟取得学历、学位证书的学员暂不发放起薪。直至学员在规定的时间内取得学历、学位证书，其起薪时间为发证日期（不补发未取得证书期间的差额）。

3. 学员因学历、学位变更，以提交有效证书的时间为准，审核合格后按相应学历标准起薪。

## 奖学金、助学金发放

1. 规培学员的奖助学金补贴按年级发放，并逐年上涨。

2. 规培学员通过每月的工作量考核、审核后，于次月15日发放上月的奖助学金；规培学员当月工作量考核、审核不合格者，暂停发放当月奖助学金，考核合格后于次月补发。

3. 规培学员培训中未结业而中途申请终止培训的，当月15日前（含15日）终止培训的，发放半月助学金，无奖学金；15日后终止培训的，发放全月助学金及半月奖学金。

## 专科医师奖学金、助学金的发放

1. 专科住院医师从进入专科培训起，其助学金由毕业后培训部发放；奖学金由毕业后培训部考核后报医院经管办，经管办将酬金额度下拨至学员定科科室，由科室发放。

2. 当月工作量考核、审核不合格者，暂停发放当月奖学金、助学金，直至考核合格后，于次月补发。

## 未通过执业医师考试、结业考核者的薪酬福利待遇

1．规培医师应在在训期间、在规定的年限内取得“执业医师资格证书”。第一次未通过的社会人，只享受国家补助金（即助学金）、住房补贴，停发奖学金；第二次未通过的所有学员，停发奖学金、助学金，并终止培训。

2．第二次通过执业医师考试获得证书的学员，按二年级标准恢复发放奖学金、助学金。因个人原因顺延培训年限的学员，按规定顺延期间无国家补助金（即助学金）、住房补贴、年终绩效金，但可享受医院规培医师三年级的奖学金待遇，顺延期间无年终奖。

## 研究生跨专业培训的薪酬福利待遇

本科期间是临床医学专业类的研究生毕业所获学历、学位证书专业与报考规培的培训专业不符者（即跨专业培训），培训期间均享受本科学历标准的薪酬福利待遇。

## 学历、学位变更及薪酬调整

1．学员报到入训后，其薪酬福利待遇按报到当时提交的有效毕业证件的相应学历起薪。

2．培训过程中学员的学历、学位发生变更时，按提交变更申请及有效证件的当月调整薪酬标准（不补发薪酬调整前与调整后的差额部分）。

3．年终绩效分别按变更学历前工作月数及变更学历后工作月数核算。

## 月考核、导师手册审核、轮转考核

1．月工作量考核。

月工作量未按时在网上填报提交，或工作量填报弄虚作假及填报不完整者，视为当月工作量考核不合格。月工作量考核不合格者，停发当月奖助学金及住房补贴，直至补填合格后恢复奖助学金的发放。恢复发放后，社会人扣发当月奖学金的5%，委培学员报送培单位。一学年超过3次工作量考核不合格

者，取消其当年评优资格。

2. 导师手册审核。

未按审核时间提交导师手册、手册填写弄虚作假者，视为考核不合格，按10%的比率扣发其奖学金（委培学员为助学金），并取消其当年评优资格；其他考核不合格者按5%的比率扣发其奖学金（委培学员为助学金），并取消其当年评优资格。

3. 轮转考核。

未服从基地轮转计划安排，私自调换或更改轮转计划进入科室轮转者，视情节轻重给予推迟培训结业时间1～12个月的处罚，或扣发奖学金的处罚，取消其当年评优资格，并通报相关培训基地，委培学员同时通报送培单位。

**月工作量登记流程**

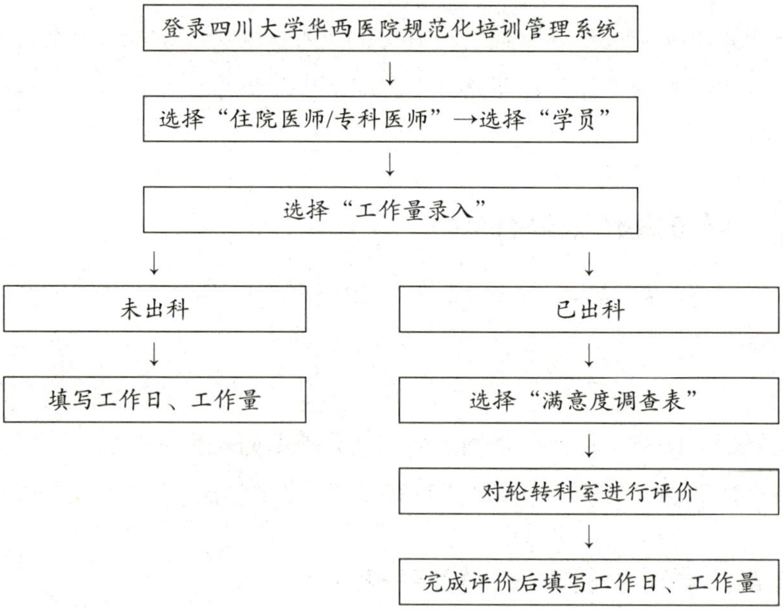

**管理系统内轮转计划修改流程**

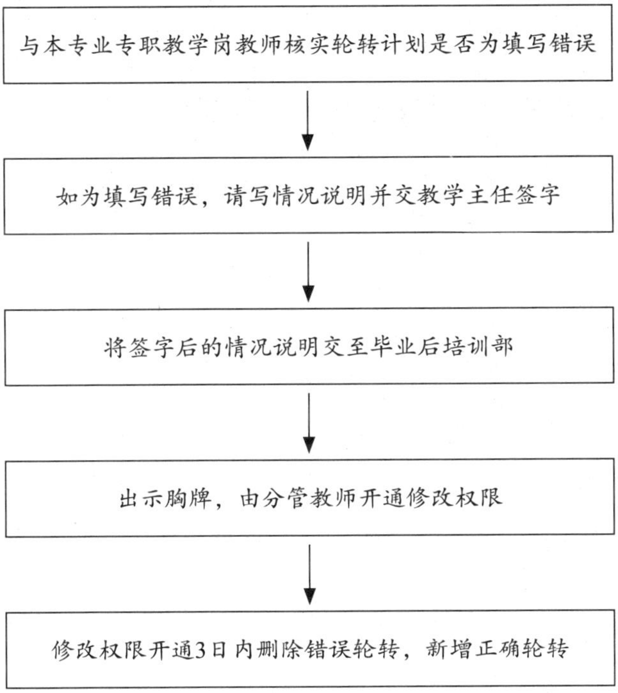


# 规范化培训学员档案、户口管理制度

为加强对培训学员的管理，同时为学员提供在训期间的职称考试报名、户籍迁入等服务，特制定本制度。

## 基本原则

1. 与华西医院签订了培训合同的规培学员中的社会人档案必须转入成都人才有限责任公司（成都市人才交流中心），由成都人才有限责任公司（成都市人才交流中心）代华西医院管理。

2. 成都市公安局于2017年对入户流程进行了调整，成都市人才交流中心目前只能接收当年应届大专毕业生入户。本科及研究生学历均自行联系成都市公安局办证中心咨询落户手续。

成都市公安局办证中心地址：成都市顺城大街391号，电话：028-

68382288。

3. 自带档案一律不接收。

## 应届大专生提交给成都人才的落户手续材料

1. 报到证（派遣证）原件一份，报到地址必须是四川大学华西医院毕业后培训部或成都市人才交流中心。

2. 户口迁移证原件（或户口本原件）一份。

3. 毕业证复印件一份。

4. 身份证复印件一份。

5. 《成都市高校毕业生就业登记表》原件两份，进入成都人才网（http://www.rc114.com）的“成都市高校毕业生就业服务管理系统”栏目进行登记注册，按《成都市××××年高校毕业生报到登记表》要求录入本人基本信息，提交之后打印即可。

6. 一寸免冠白底彩色近照一张。

## 档案托管需要提交的资料

1. 报到证（派遣证）原件一份，报到地址必须是毕业后培训部或成都市人才交流中心。

2. 毕业证复印件一份。

3. 身份证复印件一份。

4. 《成都市高校毕业生就业登记表》原件二份，进入成都人才网“成都市高校毕业生就业服务管理系统”栏目登记注册，按《成都市××××年高校毕业生报到登记表》的要求录入本人基本信息，提交之后打印即可。

## 移出档案

1. 完成培训正常结业时，全部学员名单提交成都市人才交流中心，由单位托管转为个人托管，不再为毕业后培训部代管人员。

2. 非正常离训人员，在完成工作移交、结清一切手续后，由毕业后培训部开具离职证明，可移出档案。

## 其他

1．必须由毕业后培训部开具介绍信，方能去成都市人才中心办理以下事宜：借用集体户口页，调入调出档案，借用档案内的党员材料及其他。

2．学员考取全日制研究生或者公招需政审的，由毕业后培训部开具介绍信后方可自行将政审表交至成都市人才中心盖章。

3．户口迁移事宜按成都市公安局规定的流程办理。

**附：**

**档案托管流程（往届生）**

携带胸牌到毕业后培训部开具介绍信
（国学巷37号老八教204-3办公室　85422462）

↓

持介绍信到成都市人才中心
（宁夏街136号　62811134）

↓

按成都市人才中心流程办理

**政审调档流程**

携政审表到毕业后培训部开具介绍信

↓

将政审表、介绍信交至成都市人才中心

↓

成都市人才中心审核、盖章

# 规范化培训学员胸牌及医疗常用物品管理办法

为加强规范化培训学员在开展临床培训时的有效管理，维护医院正常管理秩序，提高学员职业荣誉感，根据华西医院相关工作胸牌及医疗常用物品管理规定，特制定本办法。

## 管理范围与定义

1. 本办法所指规范化培训学员为华西医院在训住院医师/专科医师、住院技师/药师、住院护士。

2. 本办法所指胸牌为具备华西医院门禁卡和医院内具有消费功能的消费卡。胸牌标注以下信息：姓名、胸牌号、所属部门名称、学员类型、照片。

3. 本办法所指医疗常用物品为工作服、听诊器等。

## 管理细则

1. 胸牌。

（1）学员报到时提供蓝底标准相一张，由毕业后培训部组织，按照医院规定，统一办理华西医院门禁卡和医院内具有消费功能的消费卡。

（2）按照医院的规定，胸牌补助为每月220元/人。

（3）工作胸牌系工作环境的身份证明，学员应正确佩戴，妥善保管，不得擅自将胸牌借给他人使用。

（4）学员在离开医院时，应按照医院规定归还胸牌。

规范化培训结业时，到膳食中心办理结清、停卡、注销手续。如有遗失当事人需到档案科补办，开具发票后再交膳食中心验收。

中途离职学员，需先到会计科分管卡证的教师处办理结清手续并到卡证中心进行余额确认，再到膳食中心办理结清、停卡、注销手续。如有遗失，当事人需到档案科补办开具发票后再交膳食中心验收。

（5）学员胸牌如不慎遗失，按照华西医院相关办法进行登记和补办，携带本人身份证及工本费到卡证中心补办胸牌。

**胸牌补办流程**

胸牌遗失后，拨打卡证中心电话（85422347）挂失

↓

携带本人身份证及工本费到卡证中心补办胸牌

2. 医疗常用物品。

（1）学员的工作服，由毕业后培训部组织，按照医院规定，统一申请，由设备物资部采购和发放。

（2）工作服系工作环境的身份证明，学员应正式穿着，妥善保管，并不得擅自将工作服借给他人使用。

（3）学员在结业/离职离开医院时，应按照医院规定，应将工作服归还至设备物资部民用库房。

（4）学员如不慎将工作服遗失，按照华西医院相关办法进行登记后携带胸牌和制作费到设备物资部民用库房补领。

（5）其他医疗常用物品管理办法参照华西医院相关规定。

**工作服补领流程**

学员本人书写情况说明

↓

专业基地护士长和教学主任签字并留下联系方式及胸牌号

↓

毕业后培训部签字、盖章

↓

将情况说明交至第三住院大楼负一楼设备科库房处开票

↓

会计科缴费

↓

缴费成功后将收据交至库房领取工作服

# 住院医师科研基金管理办法

为了鼓励住院医师开展科研活动，加强住院医师的临床科研意识，培养团队合作精神，设立四川大学华西临床医学院/华西医院住院医师科研基金。为提高科研基金的使用效益，特制定本办法。

## 基金的内容和原则

科研基金的申请和使用包括项目申请、评审、结题。本着“自由申请，专家评议，择优支持，公开公正”的原则，各环节充分发挥专家作用。

## 基金资助的对象和条件

1. 住院医师科研基金资助对象为四川大学华西医院在训住院医师，具备独立开展和组织科研工作的能力，作为项目实际主持人。每个项目组成员必须达到3人及以上（包括主研申请人），其中至少3人为住院医师。参研人员各年级在训住院医师均可，均承担实质性研究工作。项目指导教师1名，需为本院副高及以上职称的医师。

2. 作为第一申请人只能获得一个项目的住院医师科研基金资助，结题后方可再申请。项目组参研人员不可再申报其余项目的主研人员。凡获厅局级、省部级、国家级正式立项资助的项目申请人，科研基金不再受理其申请。

## 基金的申请与评审

1. 住院医师科研基金在每年的三四月进行申报，具体申请时间和受理方式按当年申请通知要求执行。

2. 申请人应在申请通知规定的期限内填写《四川大学华西临床医学院/华西医院住院医师科研基金申请书》，并对所提交材料的真实性负责。以培训专业为单位，由分管住院医师培训的副主任负责组织本科室专家初审申请材料，按申请通知的要求统一将申请材料报送至毕业后培训部。

3. 对于初审合格的基金项目，毕业后培训部将组织评审专家评审。

4. 评审专家对申请的项目应从研究的价值、科学性、学术创新性以及研究方案的可行性等方面进行评价，给出评审意见，并提出是否给予资助和项目内容的修改意见。

5. 专家评审通过的项目，由毕业后培训部向各培训专业和个人下达通知。各培训专业作为共管单位，应督促和支持项目的完成。

## 基金的发放和管理

1. 住院医师科研基金资助经费为每年10万元。一般一个项目资助经费为5000元，研究周期不超过2年，时间从通知下达次月起开始计算。基金在项目结题时凭发票报销，发票金额超过5000元，按5000元报销。

2. 基金经费应保证专款专用。它包括研究所需的设备费、材料费、测试化验加工及计算分析费、燃料动力费（专用设备）、会议差旅费、国际合作与交流费、出版/文献/信息传播/知识产权事务费、劳务费、专家咨询费等支出。经费的使用要厉行节约，充分利用现有的资料、仪器设备和各种物质条件，以临床科研为主。

3. 如遇下列情况，基金将全部或部分收回。

（1）弄虚作假，违背科学道德和学术诚信，剽窃他人科学研究成果者，收回全部经费。

（2）研究计划执行不力，未开展任何实质性研究工作，将撤销该项目，并收回全部经费。

（3）项目中期报告或项目结题报告审查不合格者，缓拨或者停拨后续经费，或视情况退还全部经费。

（4）经费的使用不符合规定，用于项目研究以外的用途，视情况部分或全部收回经费。

（5）项目开展过程中，申请人与华西医院解除培训关系，则应归还全部资助经费；但若离职前已经以华西医院的名义完成项目规定的研究任务，则结题后可以获得经费。

（6）不得随意延长项目研究期限，若因特殊情况无法按时完成者，应提前3个月提出延期申请，由所在培训专业负责人签署意见报毕业后培训部审查同意后，方可延期结题，延期最多不超过一年。逾期未结题者，终止项目，不予报销经费。两年内取消申请基金的资格。

## 结题与验收

1. 项目执行期结束一个月内，获资助者应提交项目结题报告及成果附件，经所在培训专业审查后报毕业后培训部办理结题手续。

2. 项目结题条件：完成项目规定研究，完成申报书任务，撰写和提交结题报告。

第三篇

# 华西医院住院医师/专科医师规范化培训常见问题解答

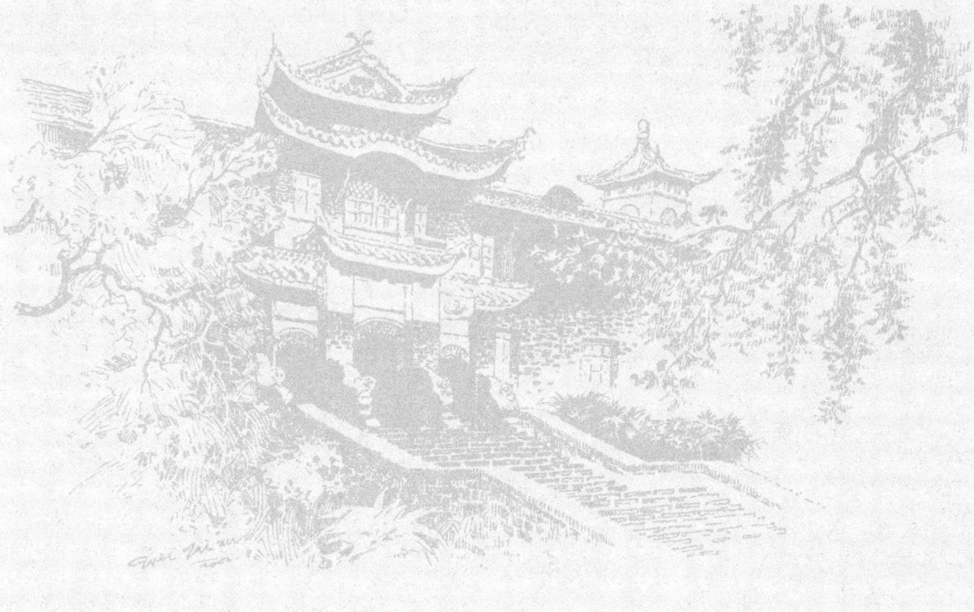

## 各管理网站网址及登录账号等信息

1. 华西医院住院医师规范化培训管理系统。

院内电脑（可上外网的电脑）可登录http://192.168.130.60/

院外电脑可登录http://resi.cd120.com

用户名和初始密码均为本人一卡通编号。（注：新系统上线后，网址、账号等信息另行通知。）

2. 四川省住院医师管理系统。

网址：http://zyyspx.scyx.org.cn:8088/Default.aspx

登录用户名为身份证号码，初始密码为身份证后8位。

3. 四川省专科医师管理系统。

网址：http://zkyspx.scyx.org.cn:8088/

登录用户名为身份证号码，初始密码为身份证后8位。

上述网站更改后的密码学员若忘记可自行找回，若密码找回失败可联系毕业后培训部重置密码，恢复至初始密码。

## 各科室入科报到安排

入科时间：每月3日（如遇节假日，则顺延至节后第一个工作日）。

入科联系电话及入科地点可参考本章附表一，具体以科室通知为准。

## 执业医师考试及注册

医师资格考试报名资格有关规定及考试相关信息，各考区、考点和考生可登录国家卫健委和国家中医药管理局网站或者国家医学考试网和中国中医药考试认证网查询。

国家卫健委网址：http://www.nhc.gov.cn/

国家中医药管理局网址：http://www.satcm.gov.cn/

国家医学考试网网址：http://www.nmec.org.cn/

中国中医药考试认证网网址：http://www.tcmtest.com.cn/

凡在华西医院已取得医师资格证的学员须进行执医注册，具体流程如下。

1. 登录电子化注册信息系统http://www.cndocsys.cn进行业务申请。

2. “住院医师规范化培训证明”1份（样表详见附表二）。

3. 健康证明和“医师注册健康检查表”4个月内有效（成都市二级甲等以上医院）。

4. “医师资格证”和有效二代居民身份证复印件各1份，注明“此复印件与原件一致”并签名加盖手印。

5. 《医师执业注册及变更个人情况登记表》（样表详见附表三）。

6. 2寸正面免冠标准照片2张。

7. 变更执业需提交“医师执业证”原件和复印件1份，注明“此复印件与原件一致”并签名加盖手印。

8. “住院医师规范化培训证明”和“医师执业注册及变更个人情况登记表”于每月25日前交至毕业后培训部，26日后自行取回。

9. 将上述材料交至医教部1001办公室（联系电话：028-85423096）。

注：

（1）执业助理医师申请注册执业医师，须提交助理医师的“医师执业证”原件。

（2）具有执业医师/执业助理医师资格，两年内未注册者，申请注册前，须在我市二级甲等以上综合医院接受3～6个月的培训，培训机构出具培训考核合格证明。

（3）登录网站http://www.cd120.com，依次点击“医院概况—组织架构—医教部—表格下载”。

（4）以上流程若有变动，毕业后培训部将及时在华西医院住院医师管理系统及各专业片区QQ群中发布消息。

## 医师定期考核

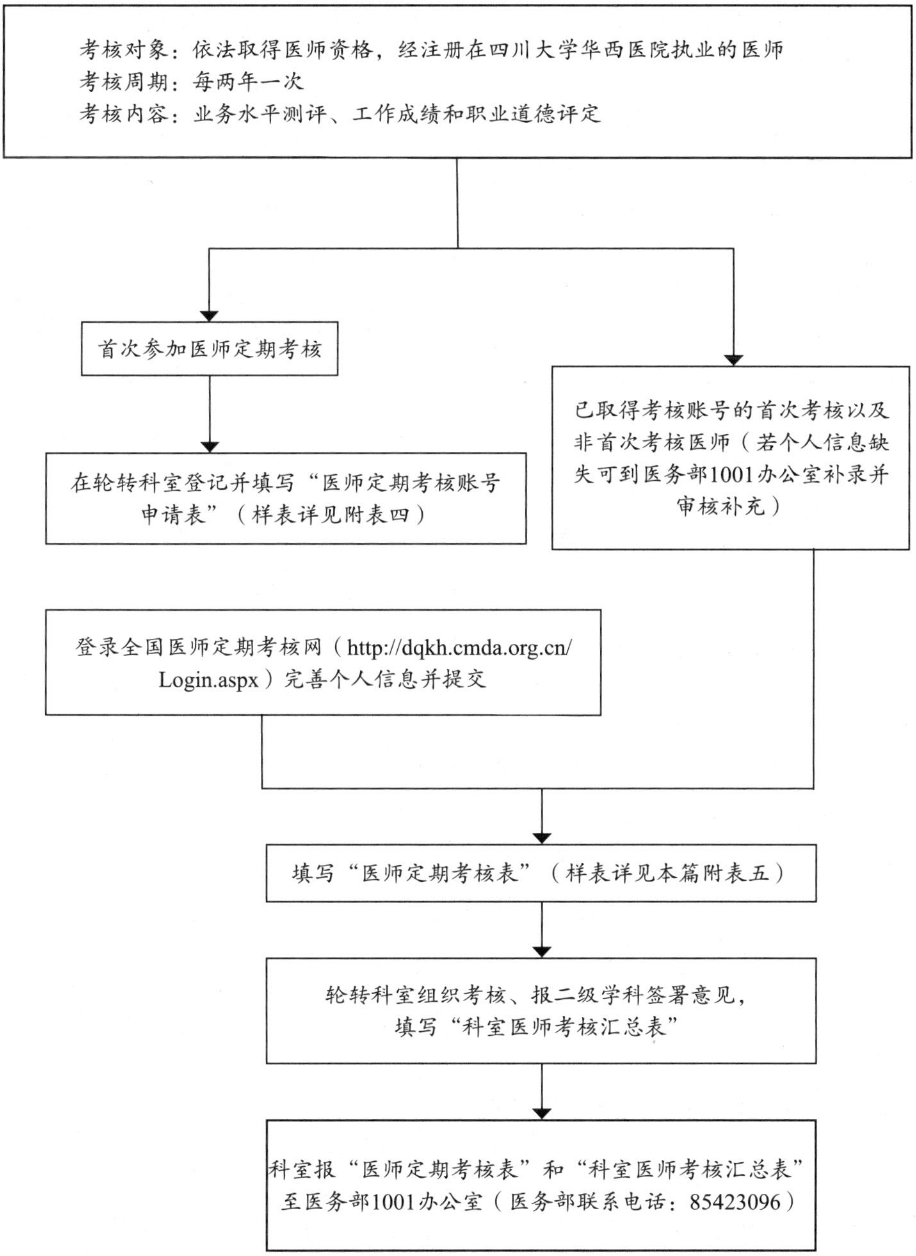
考核对象：依法取得医师资格，经注册在四川大学华西医院执业的医师
考核周期：每两年一次
考核内容：业务水平测评、工作成绩和职业道德评定
首次参加医师定期考核
在轮转科室登记并填写“医师定期考核账号申请表”（样表详见附表四）
已取得考核账号的首次考核以及非首次考核医师（若个人信息缺失可到医务部1001办公室补录并审核补充）
登录全国医师定期考核网（http://dqkh.cmda.org.cn/Login.aspx）完善个人信息并提交
填写“医师定期考核表”（样表详见本篇附表五）
轮转科室组织考核、报二级学科签署意见，填写“科室医师考核汇总表”
科室报“医师定期考核表”和“科室医师考核汇总表”至医务部1001办公室（医务部联系电话：85423096）

## 社保卡遗失补卡流程（仅适用于社会人）

单位补卡（代理公司统一补办）

↓

员工社保卡遗失后需告知单位申请补卡

↓

由单位经办人在网上提交补卡申请

↓

打印补卡申请单并加盖公司公章，7个工作日后领取

↓

通知员工到代理公司领卡

个人补卡

↓

携带身份证原件和复印件到市社保局3楼综合窗口取号办理

↓

7个工作日后带身份证原件及《社会保险卡制作申请表（个人）》至市社保局3楼领取

备注：

1. 成都市社保局地址：成都市二环路北一段4号3楼。
2. 办理时间：工作日9:00-12:00，13:00-17:00。
3. 本流程为旧社保卡，不具备金融业务。
4. 社会保障卡（具备金融业务）为新卡，遗失补办需本人携带身份证原件办理。
5. 新卡补卡在原社会保障卡所选合作银行指定的社会保障卡服务网点办理，不能跨行。
6. 代理公司地址：成都市青羊区小南街99号（2楼），电话：028-86116664。

## 开放实验室的开放及预约说明

1. 开放实验室位于临床教学楼6楼临床技能中心6037室，开放时间为星期一至星期五，每天开放时间段为8:00-18:00，每个时间段开放限制6人。

2. 临床教学楼6楼教学网络Wi-Fi：huaxi-LCJNZX（密码：hxlcjnzx）。

3. 已在系统中有账号的同学和教师可直接登录临床技能中心管理App预

约，无账号的同学和教师可以通过以下方式注册。

（1）关注微信公众号“华西医学模拟中心”，点击“预约系统”→“新用户注册”填写个人信息，待管理员审批后可登录。

**“华西医学模拟中心”微信公众号二维码**

（2）如整个班级或科室进行预约，可联系临床技能中心管理教师批量导入名单进行注册。

4. 预约开放实验室可点击“预约系统”→“预约使用”，或扫描下方二维码下载“明日良医”App。

**“明日良医”二维码**

注意事项：

（1）请通过网络进行预约；

（2）请按时到达并签到，如因故未练习请提前取消预约，预约未签到将会影响后续预约资格；

（3）开放实验室内已设置视频监控，请务必遵守开放实验室管理制度，练习后整理好模型和使用物品。

5. 预约流程如下。

（1）学生个人预约。

①登录“明日良医”App，单位选择“华西医院临床技能中心”，用户名为学号/胸牌号，默认密码123456（登录后请自行修改），点击登录。

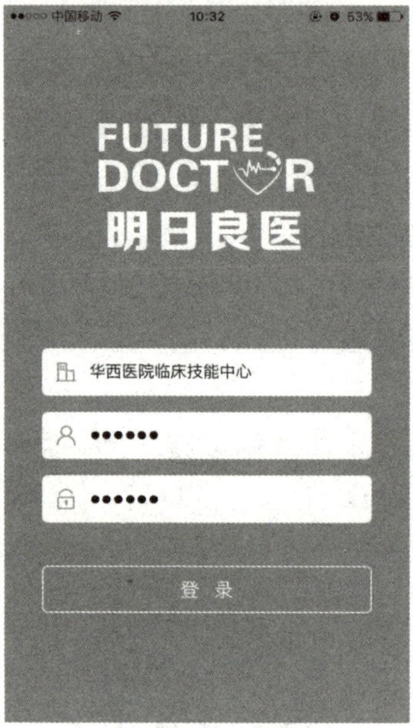


②点击“应用”→“预约训练”。

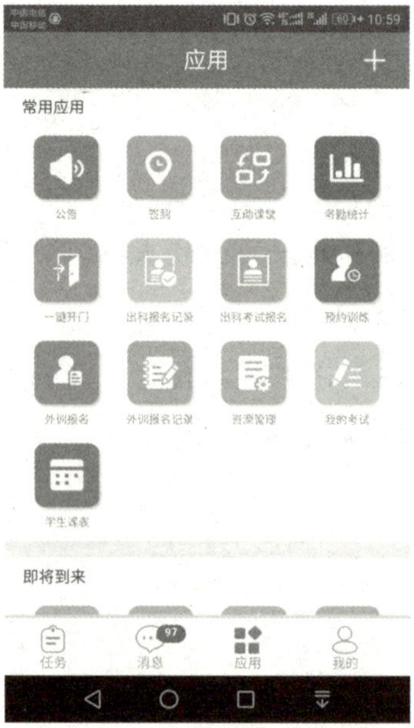

③点击“我的预约”界面右上角的“加号”→“选择训练项”→选择具体需要训练的项目。

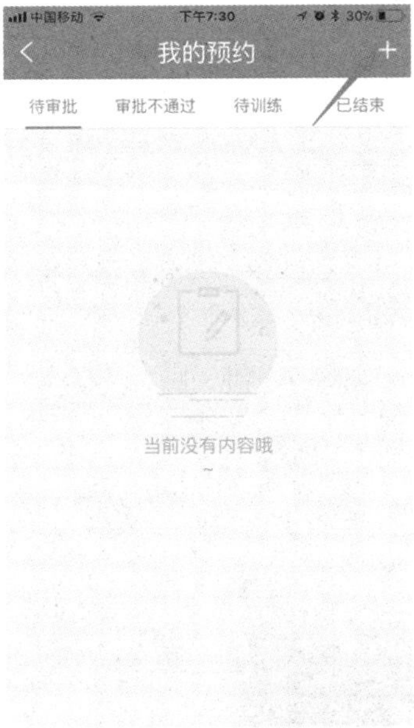


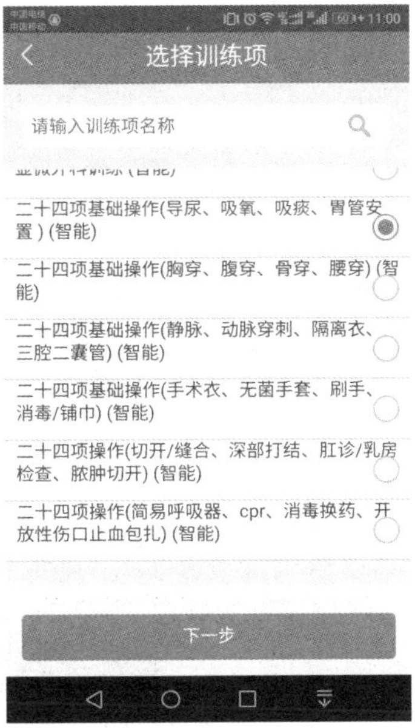


④选择要预约的房间和时间（空白为可选）。

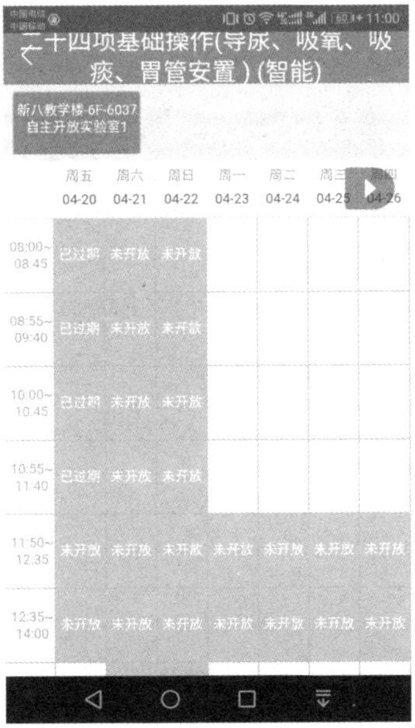

⑤点击进入“预约信息确认”界面（其中座位号为限额人数，可以任意选择）→核对信息后点击“确认预约”。

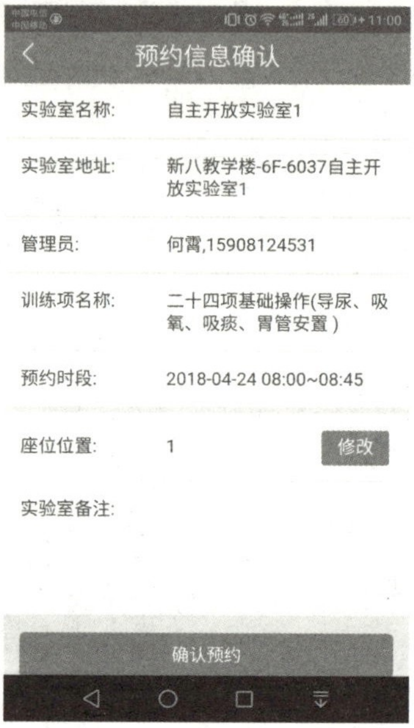
预约信息确认
实验室名称: 自主开放实验室1
实验室地址: 新八教学楼-6F-6037自主开放实验室1
管理员: 何霄,15908124531
训练项名称: 二十四项基础操作(导尿、吸氧、吸痰、胃管安置)
预约时段: 2018-04-24 08:00~08:45
座位位置: 1
修改
实验室备注:
确认预约

说明：

①实验室开放时间段默认展示近一周的实验室开放时间段预约情况，可通过日期附近的白色箭头查看后续时间的预约情况。

②预约成功后，系统自动跳转至“我的预约—待审批”状态。

（2）个人预约记录查看。

学生可以通过“明日良医”App查看其全部的预约记录，具体步骤如下。

登录“明日良医”App，点击“应用”→“我的预约”，即可查看个人的预约记录，分为“待审批”“审批不通过”“待训练”“已结束”四种状态。

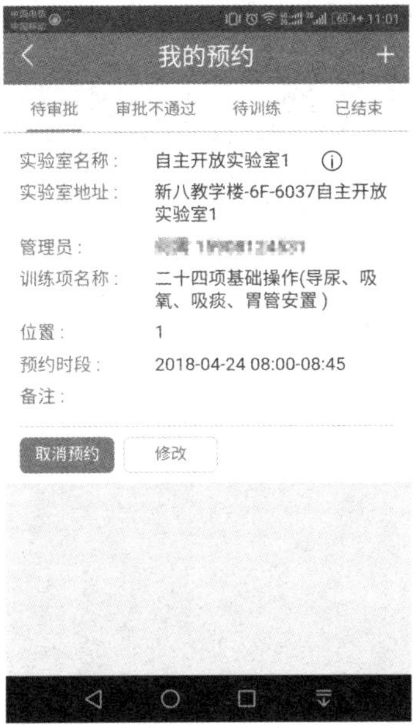
11:01
我的预约
待审批
审批不通过
待训练
已结束
实验室名称：
自主开放实验室1
实验室地址：
新八教学楼-6F-6037自主开放实验室1
管理员：
训练项名称：
二十四项基础操作(导尿、吸氧、吸痰、胃管安置)
位置：
1
预约时段：
2018-04-24 08:00-08:45
备注：
取消预约
修改

说明：

①“待审批”状态下，学生可以取消预约或修改预约。（如临时有事，请及时取消预约。）

②“待训练”状态下，学生可以取消预约。

（3）学生个人预约签到。

学生预约训练座位成功且管理员审批通过后，从预约开始时间前10分钟到预约结束这段时间，可以通过“明日良医”App中的“签到”应用进行个人预约签到。签到前请连接Wi-Fi：huaxi-LCJNZX。

请参加自主预约练习的学生务必在系统中签到。

①登陆“明日良医”App，可以在“任务”列表中看到个人预约的任务。

②直接点击相应的预约任务或者在应用中点击“签到”应用均可进入签到页面，其中带“训练”字样的即为个人预约签到项。

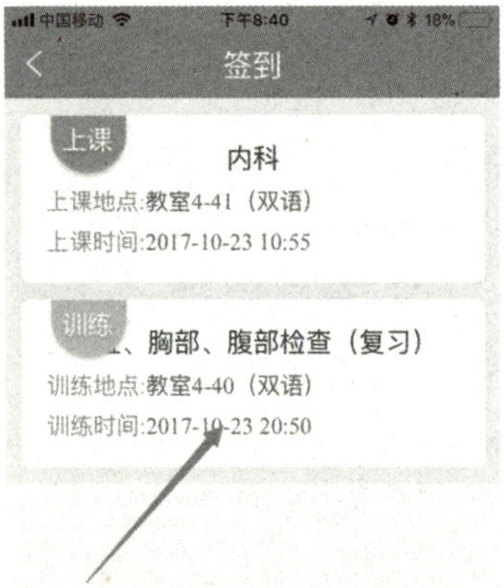

③点击“训练”即可签到，系统自动提示签到成功。

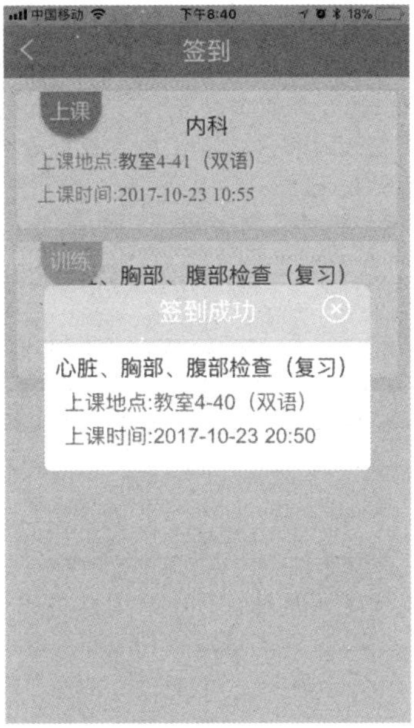

## 住院医师/专科医师出国（境）办理流程

1. 出国（境）参加学术活动或短期交流。

a. 填写《出国（境）申请审核表》（以下简称《审核表》，样表详见本篇附表六）和《出国（境）意外责任承诺书》（样表详见本篇附表七）
b. 提交个人简历、推荐信、邀请函、参会文章等支撑材料
c. 将出国证明的电子版发送至邮箱17161685@qq.com

↓

科室审核纸质材料并签批《审核表》

↓

毕业后培训部审核纸质材料、打印出国证明并签批《审核表》

↓

外事副院长签批《审核表》

↓

出国证明和《审批表》交临床医学院办公室盖章

↓

医院国合办签批《审核表》并备案

↓

将《审核表》及支撑材料交毕业后培训部存档、出国证明自己保留

↓

回国（境）后填写《回国后手续办理表》（样表详见本篇附表八），科室签字后和学习汇报等材料一起提交毕业后培训部

2. 出国（境）旅游、探亲等。

a. 填写《出国（境）探亲、访友、旅游申请表》（以下简称《申请表》，样表详见本篇附表九）、《出国（境）探亲、访友、旅游承诺书》（样表详见本篇附表十）、《医院各级部门审批》（样表详见本篇附表十一）
b. 将出国证明的电子版发送至邮箱17161685@qq.com

↓

科室签批《申请表》

↓

医院相关部门签批《申请表》

↓

毕业后培训部签批《申请表》、打印出国证明

↓

出国证明和《申请表》交临床医学院办公室盖章

↓

将《申请表》交毕后部存档、出国证明自己保留

## 医院图书馆使用

1. 纸质书籍：凭本人胸牌到医院图书馆（新八教9楼）借阅书籍。

2. 数字图书馆。

数字图书馆二维码

（1）打开微信“扫一扫”，扫描数字图书馆二维码。

如果有账号、密码请直接输入登录。（用户名为“hx”加纯数字胸牌号或者直接为带字母前缀的胸牌号，原始密码统一为身份证号后6位。）

如果只记得用户名和注册手机号请点击“忘记密码”找回密码。

如果是新用户请点击“免费注册”。

（2）移动图书馆请下载“掌上大医”App，登录账号、密码与数字图书馆一致。

新用户注意事项：

①新用户注册时请务必以胸牌号为用户名，“C”字母＋数字模式的胸牌号可直接作为用户名，如胸牌号为“abc123”则以“abc123”为用户名；纯数字模式的胸牌号请加“hx”为前缀作为用户名，如胸牌号为“123”则以“hx123”为用户名。

②请正确填写邮箱号以及手机号。只有全部信息均填写完成后，才能注册成功。

③注册成功以后，请及时联系图书馆或后台管理员审核，审核通过后，便能正常使用。

④在使用过程中，如果遇到问题请及时联系华西医院图书馆。（联系电话：028-85422282）。

## 临床医学在职人员以研究生毕业同等学力申请医学硕士学位

1. 申请资格、需提交的材料及报名流程以当年通知为准，一般每年的5至6月在华西医院研究生部主页上发布。

2. 所有类型学员须在规定时间内将资格申请表交至毕业后培训部盖章。

3. 外单位委培学员需同时递交资格申请表及单位同意函。

4. 学员需将毕业后培训部盖章的资格申请表及其他材料一并递交至研究生部。

其他报名事宜请咨询研究生部，联系电话：028-85421812。

## 培训期间攻读全日制研究生

如果规培生在培训期间考上全日制研究生，必须申请退训，3年内不能参加四川省的住院医师培训，在华西医院的培训经历也不予认可。如果规培生考上专业学位硕士研究生，可在收到正式录取通知书后申请退训，科室对学员临床能力进行评估后，可结合前期培训经历给予适当减免。

## 住院医师规范化培训合格证遗失补办流程

本人提交《四川省住院医师规范化培训合格证遗失补办证明申请审核表》（以下简称《审核表》，样表详见本篇附表十二）、身份证原件及复印件至毕业后培训部

↓

毕业后培训部审核并在《审核表》上签署意见

↓

申请人提交《审核表》至四川省医疗卫生服务指导中心（省毕教办）

↓

省毕教办复核，签署复核意见并在受理后10个工作日内通知申请人领取《审核表》

↓

申请人提交《审核表》至四川省卫生健康委员会（以下简称“省卫健委”）

↓

省卫健委审批并在受理后10个工作日内通知申请人领取合格证明

## 轮转计划修改

各专业基地统一在新学员入训时将培训年限内所有轮转计划制订完整，原则上不允许修改。如遇特殊情况需要调整，需写情况说明并由本专业基地教学主

任、调整中涉及的轮转科室教学主任签字，再交到毕业后培训部进行签批和登记，并在规范化培训系统内修改轮转计划。如果修改时间临近新学员入科，需及时向住院总医师提前报备并说明情况。

### 学历变更

社会人报到入训薪酬福利待遇按当时提交的有效毕业证件的同等学力起薪，延迟取得学位证的学员可在取得后进行学历变更。登录华西医院规范化培训管理系统后选择“变更申请单”，填写并打印申请表，交由培训专业教学主任签字，再将申请表及学位证原件、复印件交到毕业后培训部（204-1办公室）进行学历变更。变更后次月学员薪酬福利待遇按变更后学历水平发放。

### 系统内增加带教师资/导师变更

1. 增加带教师资。

学员在录入工作量时，若无法在系统内找到相应的带教老师，可向毕业后培训部各分管教师提供带教教师姓名、胸牌号、电话和所在科室，由毕业后培训部在系统内进行添加后方可选择该名教师。

2. 导师变更。

原则上不允许更换导师。若遇特殊情况，如导师即将离职、出国等，学员可在华西医院规范化培训管理系统内选择“导师变更申请”，打印变更申请表并由现任导师、申请更换的导师、科室负责人签字后交到毕业后培训部。

### 各类证明的开具

在训证明：凭胸牌到不同专业分管老师处开具。

离职证明：按流程办理完离职手续后，将离职流程单交到毕业后培训部登记就业去向后，方可开具离职证明。

收入证明：自行带上空白收入证明和胸牌到樊老师处查询收入后开具证明。

### 工资查询流程

1. 查询要求：携带本人胸牌，本人亲自到场查询。

2. 奖助金查询：毕业后培训部老八教204-1办公室。
3. 科室值班费查询：值班科室负责人。
4. 所有收入查询：经管科水塔楼1081办公室。

## 宿舍管理

因宿舍有限，华西医院每年7至8月仅为部分专业新入训的学员提供住宿，新生全部入训后如果尚有空余床位，有意向的学员可以到毕业后培训部进行登记和申请，优先满足麻醉科、急诊科以及外科学员的需求。

# 附表一

## 各科室入科报到安排

| 科室 | 联系电话 | 具体地点（以科室通知为准） |
|---|---|---|
| 病理科 | 18980601645 | 门诊大楼4楼C2区病理科 |
| 急诊科 | 18980601192 | 急诊科示教室 |
| 核医学科 | 13568989375 | 核医学门诊2楼C区办公室 |
| 放射肿瘤科 | 18980601599 | 第一住院大楼2楼放射科 |
| 超声科 | 18980601611 | 第一住院大楼3楼超声科办公室 |
| 实验医学科 | 13882198910 | 门诊大楼3楼 |
| 内　科 | 18980606257 | 第一住院大楼4楼内科办公室 |
| 肾脏内科 | 18980601217 | 第三住院大楼5楼B区 |
| 心血管内科 | 18980601236 | 第一住院大楼12楼A区心内科 |
| 呼吸内科 | 18980601271 | 第一住院大楼5楼A区 |
| 消化内科 | 18980601288 | 第一住院大楼6楼A区 |
| 内分泌科 | 18980601311 | 第三住院大楼11楼A区 |
| 风湿免疫科 | 18980601302 | 第五住院大楼4楼 |
| 感染中心 | 18980601324 | 第五住院大楼2楼教学办公室 |
| 血液科 | 18980601254 | 第一住院大楼14楼B区 |
| 神经内科 | 18980601685 | 第一住院大楼8楼A区 |
| 眼　科 | 18980601749 | 第一住院大楼9楼B区 |
| 耳鼻咽喉科 | 18980601421 | 第一住院大楼10楼A区 |
| 麻醉科 | 18980601401 | 第一住院大楼10楼麻醉科 |
| ICU | 18980601573 | 第一住院大楼11楼A区 |
| 外科办公室 | 028-85422411 | 第二住院大楼4楼外科办公室 |
| 心血管外科 | 18980601990 | 第一住院大楼12楼B区 |
| 胸外科 | 18980601537 | 第一住院大楼13楼B区 |
| 烧伤整形科 | 18980601379 | 第二住院大楼1楼 |
| 小儿外科 | 18980601450 | 第二住院大楼3楼小儿外科 |
| 骨科 | 18980601397 | 第一住院大楼7楼B区 |
| 胆道外科 | 18980601468 | 第二住院大楼4楼 |

**续表**

| 科室 | 联系电话 | 具体地点（以科室通知为准） |
|---|---|---|
| 甲状腺外科 | 18980605735 | 第二住院大楼5楼办公室 |
| 胰腺外科 | 18980601480 | 第二住院大楼院部6楼办公室 |
| 肝脏外科 | 18980601479 | 第二住院大楼7楼住院总医师办公室 |
| 血管外科 | 18980606212 | 第二住院大楼9楼医生交班室 |
| 胃肠外科 | 18980601499 | 第二住院大楼8楼 |
| 神经外科 | 18980601519 | 第二住院大楼10楼 |
| 泌尿外科 | 18980605589 | 第三住院大楼4楼办公室 |
| 肿瘤科 | 18980602117 | 第三住院大楼8楼B区示教室 |
| 皮肤科 | 18980601696 | 第三住院大楼9楼A区办公室 |
| 中医科 | 15882429615 | 第三住院大楼10楼B区 |
| 老年医学中心 | 18980605567 | 第三住院大楼13楼办公室 |
| 全科 | 028-85421283 | 第四住院大楼B区6楼示教室 |
| 心理卫生中心 | 17781224221 | 第六住院大楼1楼办公室 |

备注：凡是将在急诊科轮转的学员，需提前15～30天到急诊科报到。

**附表二**

## 住院医师规范化培训证明

成都市武侯区行政审批局：

现有________执业医师于__（入训年份）__年__7__月__15__日至__（结业年份）__年__6__月__30__日在我院住院医师规范化培训基地进行住院医师规范化培训，需要按四川省卫生厅（今四川省卫健委）川卫办〔2012〕8号文件要求进行注册。

四川大学华西医院

年　　月　　日

# 附表三

## 四川大学华西医院医师执业注册及变更个人情况登记表

<table>
<tr><td>姓名</td><td></td><td>所在科室</td><td>填写培训专业基地名称</td></tr>
<tr><td>工作身份</td><td colspan="3">□本院医师　□规培生　□研究生</td></tr>
<tr><td>身份证号码</td><td></td><td>联系电话</td><td></td></tr>
<tr><td>医师资格证号</td><td></td><td>执业类别</td><td></td></tr>
<tr><td colspan="2">医师执业证号（首次注册不用填写）</td><td colspan="2"></td></tr>
<tr><td colspan="2">原执业地点（首次注册不用填写）</td><td colspan="2"></td></tr>
<tr><td>本人申请及承诺</td><td colspan="3">本人申请将医师执业注册或变更到四川大学华西医院。<br>本人承诺所填个人信息真实、准确。本人承诺严格按照《中华人民共和国执业医师法》《医师执业注册管理办法》《医师定期考核管理办法》的有关规定，依法执业，按时参加医师定期考核，并承诺在毕业（规培）离院、离职、退休后30日内办理执业注册变更手续，并同意医院上报卫生行政部门备案。若未在30日内完成变更注册手续，本人自愿承担相应责任，如备案满2年且未继续执业的予以注销。<br>申请（承诺）人签字：<br>年　月　日</td></tr>
<tr><td>科室意见</td><td colspan="3">科室负责人：培训专业基地主任或教学主任签字<br>年　月　日</td></tr>
<tr><td>相关部门身份核实意见</td><td colspan="3">相关部门签字/盖章：<br>年　月　日</td></tr>
</table>

注：1. 本院医师由人力资源部签字盖章。

2. 研究生由研究生部签字盖章。

3. 规培住院医师由毕业后培训部签字盖章。

## 附表四

### 医师定期考核账号申请表

<table>
<tr><td>姓名</td><td></td><td>性别</td><td></td><td>民族</td><td></td><td>身份类别</td><td>□本院医师<br>□研究生<br>□规培生</td></tr>
<tr><td>身份证号码</td><td colspan="5"></td><td>出生年月</td><td></td></tr>
<tr><td>毕业学校</td><td colspan="3"></td><td>学历</td><td></td><td>学位</td><td></td></tr>
<tr><td>毕业时间</td><td colspan="3"></td><td colspan="3">参加工作时间</td><td></td></tr>
<tr><td>手机号码</td><td colspan="3"></td><td colspan="3">电子邮箱</td><td></td></tr>
<tr><td>科室</td><td colspan="5"></td><td>医师级别</td><td>□执业医师<br>□执业助理医师</td></tr>
<tr><td>职称</td><td colspan="5"></td><td>取得时间</td><td></td></tr>
<tr><td>职务</td><td colspan="5">住院医师</td><td>任职时间</td><td></td></tr>
<tr><td>执业情况</td><td colspan="5">□在职　□返聘</td><td>执业年限</td><td></td></tr>
<tr><td>医师执业证书编码</td><td colspan="5"></td><td>取得时间</td><td></td></tr>
<tr><td>执业类别</td><td colspan="5"></td><td>执业范围</td><td></td></tr>
<tr><td>医师资格证书编码</td><td colspan="5"></td><td>取得时间</td><td></td></tr>
<tr><td>从事专业</td><td colspan="7"></td></tr>
<tr><td>技术资格证书</td><td colspan="2">□医疗美容主诊医师资格证书<br>□无</td><td colspan="4">技术资格证书编码</td><td></td></tr>
<tr><td>执业经历</td><td colspan="7"></td></tr>
</table>

## 附表五

# 医师定期考核表

科室：　　　　　　　联系方式：　　　　　　考核年度：　　　　　年度

<table>
<tr><td>姓名</td><td></td><td>性别</td><td></td><td>出生年月</td><td>年　月</td><td rowspan="5">相片</td></tr>
<tr><td>学历</td><td></td><td>毕业学校</td><td colspan="3"></td></tr>
<tr><td>工作单位</td><td colspan="3"></td><td>参加工作时间</td><td>年　月</td></tr>
<tr><td>医师资格证书编码</td><td colspan="3"></td><td>取得时间</td><td>年　月</td></tr>
<tr><td>医师执业证书编码</td><td colspan="3"></td><td>取得时间</td><td>年　月</td></tr>
<tr><td colspan="5">国家卫生健康委员会医师定期考核信息登记管理系统登录用户名</td><td colspan="2"></td></tr>
<tr><td>执业情况</td><td>在职/返聘</td><td>执业经历</td><td colspan="2">年</td><td>执业范围</td><td></td></tr>
<tr><td rowspan="5">医师行为记录</td><td rowspan="3">良好行为记录</td><td colspan="3">受到的表彰、奖励</td><td colspan="2"></td></tr>
<tr><td colspan="3">完成的政府指令性任务</td><td colspan="2"></td></tr>
<tr><td colspan="3">取得的科研技术成果</td><td colspan="2"></td></tr>
<tr><td rowspan="2">不良行为记录</td><td colspan="3">违反医疗卫生管理法规和诊疗规范受到行政处罚、处分情况</td><td colspan="2"></td></tr>
<tr><td colspan="3">发生医疗事故情况</td><td colspan="2"></td></tr>
<tr><td rowspan="2">考核意见</td><td rowspan="2">工作成绩评定</td><td colspan="5">完成工作数量：<br>合格□　不合格□<br>完成工作质量：<br>合格□　不合格□<br>完成政府指令性工作情况：<br>合格□　不合格□<br>执业机构评定意见：<br>合格□　不合格□<br>执业机构盖章　　年　月　日</td></tr>
<tr><td colspan="5">考核机构复核意见：<br>同意□　不同意□</td></tr>
</table>

**续表**

| | | |
|---|---|---|
| | 职业道德评定 | 执业机构评定意见：<br>合格□　不合格□<br>执业机构盖章　　年　月　日 |
| | | 考核机构复核意见：<br>同意□　不同意□ |
| | 业务水平测评 | □有关法律、法规、专业知识以及专业技术操作的考核或考试<br>□对其本人书写的医学文书的检查<br>□患者评价和同行评议<br>□省级卫生行政部门规定的其他形式<br>结论<br>合格□　不合格□<br>考核机构盖章　　年　月　日 |
| 考核结果 | | 考核结论<br>合格□　不合格□<br>考核机构盖章　　年　月　日 |
| 备注 | | |

注：1. 在选定的□内打“√”。2. 考核不合格原因、对考核结果提出复核申请的处理意见及其他需要说明的记入备注栏。

## 附表六

### 华西临床医学院/华西医院学生/学员出国（境）申请审核表

<table>
<tr><td colspan="2">姓名：　　　　　　　性别：　　　　　　　出生年月：<br>导师：　　　　　　　学号：　　　　　　　年级/专业：<br>出境时间：　　　　　　　　　　　　　　联系方式：</td><td>照　片<br>粘贴处</td></tr>
<tr><td>出国（境）事由<br>（本人填写注明经费来源）</td><td colspan="2"></td></tr>
<tr><td>辅导员、<br>学工部意见</td><td colspan="2">签字：<br>年　月　日</td></tr>
<tr><td>导师和/或<br>科室、系意见</td><td colspan="2">签字：<br>年　月　日</td></tr>
<tr><td>教务部、<br>研究生部、<br>毕业后培训部<br>意见</td><td colspan="2">签字：<br>年　月　日</td></tr>
<tr><td>教学口<br>负责人审批</td><td colspan="2">教学副院长（或教学副书记）签字：<br>盖章　　年　月　日</td></tr>
<tr><td>医院国际合作与交流办公室</td><td colspan="2">签字：<br>年　月　日</td></tr>
<tr><td>学校国际合作交流处、教务处、<br>研究生院意见</td><td colspan="2">签字：<br>年　月　日</td></tr>
</table>

华西临床医学院/华西医院

年　月　日

备注：本科生（长学制）依次由辅导员、学工部、系、教务部审批。研究生依次由导师、科室、毕业后教育部审批。规范化培训学员由所在科室、毕业后培训部审批。所有人员都必需经外事办和教学副院长审批。办完审批手续后，本科生应将此表交回教务部存档，研究生应将此表交回研究生部存档，规培学员应将此表交回毕业后培训部存档。

## 附表七

### 四川大学华西临床医学院/华西医院学生/学员出国（境）意外责任承诺书

（20　　）第　号

一、本人________自______年____月____日起至______年____月____日止因___________赴____________________________________________进行学术交流活动、参观访问、自费留学等涉外活动。

二、本人出国（境）期间在境外发生意外事故造成的人身和财产损失，由本人负担。

三、为避免本人出国（境）交流时在境外发生意外事故，给自己和家庭造成不必要的人身和财产损失，本人承诺在出国（境）前购买一份保障自己出国（境）期间（包含但不限于）意外事故、突患疾病、行李物品遗失、紧急医疗救援、本人责任导致他人身体伤害或财产损失事故的紧急处理协助及其他信息咨询服务的国际旅行意外伤害保险及随身财产保险，从而避免或转嫁前述损失的风险。

学生/学员：
身份证号码：
学　　号：
联系方式：
年　月　日

## 附表八

### 四川大学华西临床医学院/华西医院学生/学员出国（境）回国（境）后手续办理表

<table>
<tr><td colspan="2">姓名： 性别： 身份证号码：<br>回国（境）时间：</td></tr>
<tr><td>出国（境）<br>交流<br>学习<br>汇报<br>（400字左右）</td><td></td></tr>
<tr><td>材料返回情况（新闻稿及大会照片）</td><td></td></tr>
<tr><td>导师或科室审批意见</td><td></td></tr>
<tr><td>部门/审批意见</td><td>签字： 年 月 日</td></tr>
</table>

备注：此表由主管部门存档。本科生（长学制）由教务部存档，研究生由研究生部存档，规培人员由毕业后培训部存档。同时，将新闻稿及大会照片以电子版形式发至相应的邮箱。教务部邮箱：jinge_7@163.com；研究生部邮箱：263660863@qq.com；毕业后培训部邮箱：176161685@qq.com。

## 附表九

### 四川大学华西临床医学院华西医院学生/学员出国（境）探亲、访友、旅游申请表

<table>
<tr><td>姓名</td><td></td><td>性别</td><td></td><td>出生年月</td><td></td><td>联系电话</td><td></td></tr>
<tr><td>科室</td><td colspan="3"></td><td>职称/党政职务</td><td></td><td>政治面貌</td><td></td></tr>
<tr><td colspan="2">到院工作时间</td><td colspan="3"></td><td>电子邮箱</td><td colspan="2"></td></tr>
<tr><td colspan="2">预计出国（境）时间</td><td colspan="6">共　　天，　　年　　月　　日至　　年　　月　　日</td></tr>
<tr><td rowspan="3">探亲访友</td><td colspan="7">被探（访）人姓名及原单位：</td></tr>
<tr><td colspan="7">被探（访）人境外住址：</td></tr>
<tr><td colspan="7">与被探（访）人的关系：</td></tr>
<tr><td rowspan="2">旅游</td><td colspan="7">旅游国家（地区）：</td></tr>
<tr><td colspan="7">承办旅游单位：</td></tr>
<tr><td colspan="3">家庭地址</td><td colspan="5"></td></tr>
<tr><td colspan="3">出国（境）后国内联系人姓名</td><td colspan="2"></td><td>联系电话</td><td colspan="2"></td></tr>
</table>

## 附表十

### 四川大学华西临床医学院华西医院学生/学员出国（境）探亲、访友、旅游承诺书

我系四川大学华西临床医学院/华西医院____________部学生/学员，身份证号码为：______________，经批准赴____________探亲/访友/旅游，出国（境）期限为：______年____月____日至______年____月____日。我保证：本申请表信息填写准确无误。在境外期间，遵守中国和当地的法律法规，不从事有损祖国的活动，维护祖国荣誉，行程结束如期回国（境）回院工作，逾期不归，同意单位按自动离职处理。在境外所产生的一切费用和发生意外事故责任由自己承担。

特此承诺。

承诺人（签名）：

年　月　日

**附表十一**

## 医院各级部门审批

<table>
<tr>
<td colspan="2">本年度休假情况及科室对该同志出国后岗位工作的安排：<br>按医院有关规定，________同志本年度享有：教学假□，工休假□（请在相应方格打“√”），共计____天，已休____天，尚余____天。<br>我科室同意该同志赴________探亲□、访友□、旅游□（请在相应方格打“√”）。<br>出国（境）期间，科室已妥善安排其负责的工作，由__________同志代理其工作。<br>其他需说明的情况：<br><br>主任签字：<br>年　月　日</td>
<td colspan="2">科/部/处党支部政审意见：<br><br>党支部书记签字：<br>年　月　日</td>
</tr>
<tr>
<td>财务部意见：<br><br>负责人签字：<br>年　月　日</td>
<td colspan="2">组织部意见（干部和共产党员需到组织部备案）：<br><br>负责人签字：<br>年　月　日</td>
<td>医务部/护理部意见（非医、护人员无需填写）：<br><br>负责人签字：<br>年　月　日</td>
</tr>
<tr>
<td colspan="4">毕业后培训部意见：<br><br>负责人签字：　　　　年　月　日</td>
</tr>
<tr>
<td colspan="4">院领导意见：<br><br>院领导签字：　　　　年　月　日</td>
</tr>
</table>

## 附表十二

### 四川省住院医师规范化培训合格证遗失补办证明申请审核表

<table>
<tr><td>申请人</td><td></td><td>性别</td><td></td><td>年龄</td><td></td></tr>
<tr><td>身份证号</td><td colspan="3"></td><td colspan="2" rowspan="3">照片</td></tr>
<tr><td>原合格证颁证年度</td><td colspan="3"></td></tr>
<tr><td>原合格证编号</td><td colspan="3"></td></tr>
<tr><td>培训起止时间</td><td colspan="2"></td><td>原培训专业</td><td colspan="2"></td></tr>
<tr><td>原培训基地</td><td colspan="2"></td><td>申请人手机号码</td><td colspan="2"></td></tr>
<tr><td>现工作单位</td><td colspan="5"></td></tr>
<tr><td colspan="6">个人申请理由：<br>本人签字：<br>年　月　日</td></tr>
<tr><td colspan="6">培训基地审核意见：<br>经办人：　　　负责人：　　　（盖章）<br>年　月　日</td></tr>
<tr><td colspan="6">省毕教办复核意见：<br>经办人：　　　负责人：　　　（盖章）<br>年　月　日</td></tr>
<tr><td colspan="6">四川省卫生健康委员会审批意见：<br>经办人：　　　负责人：　　　（盖章）<br>年　月　日</td></tr>
</table>

第四篇

# 国家住院医师/专科医师规范化培训政策法规

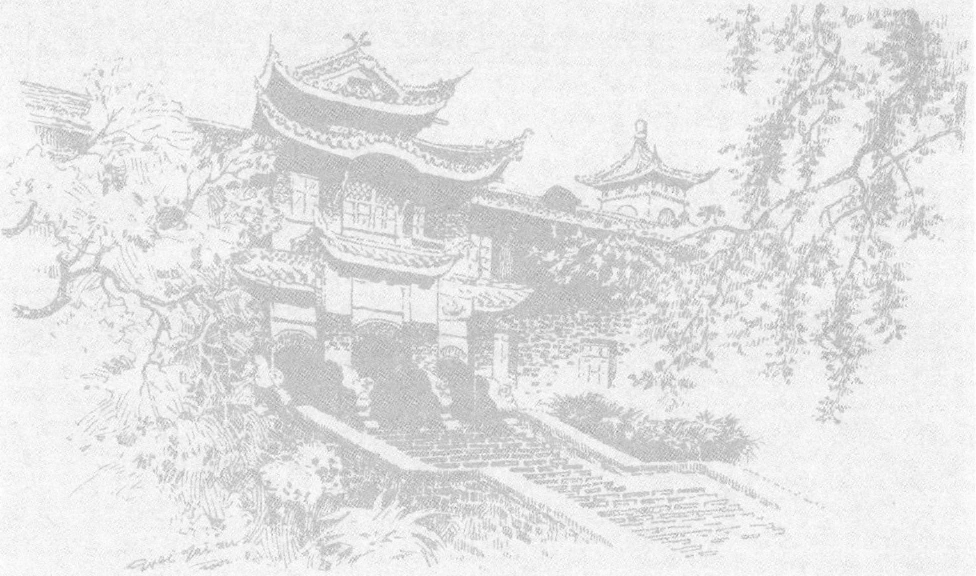

# 国家卫生计生委等7部门
# 关于建立住院医师规范化培训制度的指导意见

国卫科教发〔2013〕56号

各省、自治区、直辖市卫生计生委（卫生厅局）、编办、发展改革委、教育厅（教委）、财政厅（局）、人力资源社会保障厅（局）、中医药管理局，新疆生产建设兵团卫生局、编办、发展改革委、教育局、财务局、人力资源社会保障局：

住院医师规范化培训是培养合格临床医师的必经途径，是加强卫生人才队伍建设、提高医疗卫生工作质量和水平的治本之策，是深化医药卫生体制改革和医学教育改革的重大举措。为贯彻《中共中央国务院关于深化医药卫生体制改革的意见》（中发〔2009〕6号）和《国家中长期人才发展规划纲要（2010—2020年）》精神，培养和建设一支适应人民群众健康保障需要的临床医师队伍，现就建立住院医师规范化培训制度提出如下意见，请结合本地实际认真执行。

## 一、指导思想、基本原则和工作进程

（一）指导思想。深入贯彻落实科学发展观，实施“科教兴国、人才强国”战略，紧密结合我国经济社会发展要求，按照深化医药卫生体制改革的总体部署，立足基本国情，借鉴国际经验，遵循医学教育和医学人才成长规律，从制度建设入手，完善政策，健全体系，严格管理，建立健全住院医师规范化培训制度，全面提高我国医师队伍的综合素质和专业水平。

（二）基本原则。坚持政府主导、部门协同、行业牵头、多方参与，建立健全住院医师规范化培训工作机制。坚持统筹规划、需求导向、稳妥推进、逐步完善，积极开展住院医师规范化培训工作。坚持统一标准、突出实践、规范管理、注重实效，切实提高医师队伍执业素质和实际诊疗能力。

（三）工作进程。到2015年，各省（区、市）全面启动住院医师规范化培训工作；到2020年，基本建立住院医师规范化培训制度，所有新进医疗岗位的本科及以上学历临床医师均接受住院医师规范化培训。

## 二、逐步建立健全住院医师规范化培训制度

（四）制度内涵。住院医师规范化培训是指医学专业毕业生在完成医学院校教育之后，以住院医师的身份在认定的培训基地接受以提高临床能力为主的系统性、规范化培训。住院医师规范化培训制度是对招收对象、培训模式、培训招收、培训基地、培训内容和考核认证等方面的政策性安排。

（五）招收对象。拟从事临床医疗工作的高等院校医学类专业（指临床医学类、口腔医学类、中医学类和中西医结合类，下同）本科及以上学历毕业生，或已从事临床医疗工作并取得执业医师资格证书，需要接受培训的人员。

（六）培训模式。"5+3"是住院医师规范化培训的主要模式，即完成5年医学类专业本科教育的毕业生，在培训基地接受3年住院医师规范化培训。

（七）培训招收。卫生计生行政部门会同有关部门制订中长期规划和年度培训计划。培训基地依据核定规模，按照公开公平、双向选择、择优录取的原则，主要通过招收考试形式，招收符合条件的医疗卫生单位委派人员和社会人员参加培训。根据医疗保健工作需求，适当加大全科以及儿科、精神科等紧缺专业的招收规模。

（八）培训基地。培训基地是承担住院医师规范化培训的医疗卫生机构，依据培训需求和基地标准进行认定，实行动态管理，原则上设在三级甲等医院，并结合当地医疗资源实际情况，将符合条件的其他三级医院和二级甲等医院作为补充，合理规划布局。区域内培训基地可协同协作，共同承担有关培训工作。全科医生规范化培养基地除临床基地外还应当包括基层医疗卫生机构和专业公共卫生机构。

（九）培训内容。包括医德医风、政策法规、临床实践技能、专业理论知识、人际沟通交流等，重点提高临床诊疗能力。

（十）考核认证。包括过程考核和结业考核。合格者颁发统一制式的《住院医师规范化培训合格证书》。

## 三、完善保障措施

（十一）编制保障。机构编制部门在制订医疗卫生机构编制标准时，将有关机构承担的住院医师规范化培训任务作为核定编制时统筹考虑的因素。

（十二）人员管理与待遇。

培训对象是培训基地住院医师队伍的一部分，应遵守培训基地的有关管理规定，并依照规定享受相关待遇。

单位委派的培训对象，培训期间原人事（劳动）、工资关系不变，委派单位、培训基地和培训对象三方签订委托培训协议，委派单位发放的工资低于培训基地同等条件住院医师工资水平的部分由培训基地负责发放。面向社会招收的培训对象与培训基地签订培训协议，其培训期间的生活补助由培训基地负责发放，标准参照培训基地同等条件住院医师工资水平确定。具有研究生身份的培训对象执行国家研究生教育有关规定，培训基地可根据培训考核情况向其发放适当生活补贴。

临床医学专科学历毕业生参加2年毕业后培训（3+2），培训期间的有关人员管理和待遇参照上述原则并结合当地实际执行，培训内容及标准等另行制订。

（十三）经费保障。建立政府投入、基地自筹、社会支持的多元投入机制。政府对按规划建设设置的培训基地基础设施建设、设备购置、教学实践活动以及面向社会招收和单位委派培训对象给予必要补助，中央财政通过专项转移支付予以适当支持。各地要充分利用已支持建设的全科医生规范化培养基地的条件，在住院医师规范化培训中发挥应有的作用。

## 四、密切相关政策衔接

（十四）学位衔接。探索住院医师规范化培训与医学硕士专业学位（指临床、口腔、中医，下同）研究生教育有机衔接的办法，逐步统一住院医师规范化培训和医学硕士专业学位研究生培养的内容和方式。取得《住院医师规范化培训合格证书》并符合国家学位要求的临床医师，可授予医学硕士专业学位；符合住院医师规范化培训管理要求，按照住院医师规范化培训标准内容进行培训并考核合格的医学硕士专业学位研究生，可取得《住院医师规范化培训合格证书》。

（十五）执业注册。规范化培训前已取得《执业医师资格证书》的培训对象，应当将培训基地注册为执业地点，可不限执业范围。培训期间尚未取得《执业医师资格证书》的，可在具有执业资格的带教师资指导下进行临床诊疗工作。培训期间，可依照《执业医师法》相关规定参加国家医师资格考试，取得执业医师资格后，医师执业证书应当注明类别，可不限执业范围，但应当按照有关规定填写相应规范化培训信息。培训结束后，根据实际情况确定执业范围和地点，依法办理相应执业注册变更手续。

（十六）政策引导。在全面启动住院医师规范化培训的省（区、市），将取得《住院医师规范化培训合格证书》作为临床医学专业中级技术岗位聘用的条件之一。住院医师规范化培训合格者到基层医疗卫生机构工作，可提前1年参加全国卫生专业技术中级资格考试，同等条件下优先聘用。培训对象到基层实践锻炼的培训时间，可计入本人晋升中高级职称前到基层卫生单位累计服务年限。申请个体行医，在符合规定条件的前提下，卫生计生行政部门应当予以优先，并逐步将参加住院医师规范化培训合格作为必备条件。

（十七）建立培训供需匹配机制。加强部门协同，逐步建立临床医学专业毕业生数量、住院医师规范化培训基地培训容量与临床医师岗位需求量相匹配的机制。

## 五、强化组织领导

（十八）抓好组织落实。各省（区、市）要按照本指导意见，制订适合本地区情况的具体实施方案。卫生计生、编制、发展改革、教育、财政、人力资源社会保障、中医药等部门要健全工作协调机制，制订政策，发布相关实施细则，并及时研究解决贯彻实施中的有关问题，不断探索完善相关政策措施，推动本地区住院医师规范化培训工作扎实稳妥有效推进。

（十九）促进各地均衡发展。发达地区要积极支持欠发达地区开展住院医师规范化培训工作，在师资队伍建设、基地建设、培训名额等方面给予帮扶。年度招收计划要有一定比例的培训名额用于支持欠发达地区。

（二十）发挥有关行业组织作用。加强行业协会、专业学会及相关机构能力建设，在制订培训标准、开展考核认证等方面充分发挥行业组织的优势与作用。

（二十一）做好舆论宣传。通过多种形式加强宣传，增强全社会对住院医师规范化培训必要性及重要性的认识，为全面建立住院医师规范化培训制度营造良好氛围。

国家卫生计生委　中　央　编　办
国家发展改革委　教　　育　　部
财　　政　　部　人力资源社会保障部
国家中医药管理局
2013年12月31日

# 住院医师规范化培训管理办法（试行）

国卫科教发〔2014〕49号

## 第一章 总 则

**第一条** 为贯彻《关于建立住院医师规范化培训制度的指导意见》，规范住院医师规范化培训实施工作，培养一支高素质的临床医师队伍，制定本办法。

**第二条** 住院医师规范化培训是毕业后医学教育的重要组成部分，目的是为各级医疗机构培养具有良好的职业道德、扎实的医学理论知识和临床技能，能独立、规范地承担本专业常见多发疾病诊疗工作的临床医师。

**第三条** 住院医师规范化培训对象为：

（一）拟从事临床医疗工作的高等院校医学类相应专业（指临床医学类、口腔医学类、中医学类和中西医结合类，下同）本科及以上学历毕业生；

（二）已从事临床医疗工作并获得执业医师资格，需要接受培训的人员；

（三）其他需要接受培训的人员。

## 第二章 组织管理

**第四条** 卫生计生行政部门（含中医药管理部门，下同）对住院医师规范化培训实行全行业管理、分级负责，充分发挥相关行业协会、专业学会和有关单位的优势和作用。

**第五条** 国务院卫生计生行政部门负责全国住院医师规范化培训的统筹管理，健全协调机制，制订培训政策，编制培训规划，指导监督各地培训工作。

**第六条**　国务院卫生计生行政部门根据需要组建专家委员会或指定有关行业组织、单位负责全国住院医师规范化培训的具体业务技术建设和日常管理工作，其职责是：

（一）研究提出培训专业设置建议；

（二）研究提出培训内容与标准、培训基地认定标准和管理办法的方案建议；

（三）对培训基地和专业基地建设、认定和管理工作进行检查指导；

（四）建立住院医师规范化培训招收匹配机制，对培训招收工作进行区域间统筹协调；

（五）对培训实施情况进行指导监督，对培训效果进行评价；

（六）制定考核标准和要求，检查指导考核工作；

（七）承担国务院卫生计生行政部门委托的其他相关工作。

**第七条**　省级卫生计生行政部门负责本地住院医师规范化培训的组织实施和管理监督。按照国家政策规定，制订本地实施方案和措施，编制落实培训规划和年度培训计划；按照国家规划与标准，建设、认定和管理培训基地、专业基地，并报告国务院卫生计生行政部门予以公布；根据需要组建专家委员会或指定有关行业组织、单位负责本地住院医师规范化培训的具体业务技术建设和日常管理工作。

省级以下卫生计生行政部门根据各自职责，配合做好当地住院医师规范化培训有关工作。

**第八条**　培训基地接受上级卫生计生行政部门监督指导，具体做好培训招收、实施和考核及培训对象的管理工作。

## 第三章　培训基地

**第九条**　培训基地是承担住院医师规范化培训的医疗卫生机构。国务院卫生计生行政部门根据培训需求及各地的培训能力，统筹规划各地培训基地数量。培训基地应当具备以下基本条件：

（一）为三级甲等医院；

（二）达到《住院医师规范化培训基地认定标准（试行）》要求；

（三）经所在地省级卫生计生行政部门组建的专家委员会或其指定的行业组织、单位认定合格。

根据培训内容需要，可将符合专业培训条件的其他三级医院、妇幼保健院和二级甲等医院及基层医疗卫生机构、专业公共卫生机构等作为协同单位，发挥其优势特色科室作用，形成培训基地网络。

**第十条** 培训基地由符合条件的专业基地组成。专业基地由本专业科室牵头，会同相关科室制订和落实本专业培训对象的具体培训计划，实施轮转培训，并对培训全过程进行严格质量管理。

**第十一条** 对培训基地及专业基地实行动态管理。培训基地、专业基地应当定期向所在地省级卫生计生行政部门或其指定的行业组织、单位报告培训工作情况，接受检查指导。根据工作需要遴选建设部分示范性的培训基地、专业基地，发挥引领作用。对达不到培训基地认定标准要求或培训质量难以保证的培训基地及专业基地，取消其基地资格，并视情况削减所在省（区、市）培训基地分配名额。

**第十二条** 培训基地必须高度重视并加强对住院医师规范化培训工作的领导，建立健全住院医师规范化培训协调领导机制，制订并落实确保培训质量的管理制度和各项具体措施，切实使住院医师规范化培训工作落到实处。培训基地主要行政负责人作为培训工作的第一责任人全面负责基地的培训工作，分管院领导具体负责住院医师规范化培训工作；教育培训管理职能部门作为协调领导机制办公室，具体负责培训工作的日常管理与监督。承担培训任务的科室实行科室主任负责制，健全组织管理机制，切实履行对培训对象的带教和管理职能。

**第十三条** 培训基地应当落实培训对象必要的学习、生活条件和有关人事薪酬待遇，做好对培训对象的管理工作；专业基地应当具备满足本专业和相关专业培训要求的师资队伍、诊疗规模、病种病例、病床规模、模拟教学设施等培训条件。

**第十四条** 培训基地应当选拔职业道德高尚、临床经验丰富、具有带教能力和经验的临床医师作为带教师资，其数量应当满足培训要求。带教师资应当严格按照住院医师规范化培训内容与标准的要求实施培训工作，认真负责地指导和教育培训对象。培训基地要将带教情况作为医师绩效考核的重要指标，对带教医师给予补贴。

**第十五条**　培训基地应当按照国家统一制定的《住院医师规范化培训内容与标准（试行）》，结合本单位具体情况，制订科学、严谨的培训方案，建立严格的培训管理制度并规范地实施，强化全过程监管与培训效果激励，确保培训质量。

**第十六条**　培训基地应当依照《执业医师法》相关规定，组织符合条件的培训对象参加医师资格考试，协助其办理执业注册和变更手续。

## 第四章　培训招收

**第十七条**　探索建立国家住院医师规范化培训招收匹配机制，逐步推进区域间招收统筹协调。

**第十八条**　省级卫生计生行政部门会同相关部门依据本地医疗卫生工作对临床医师的培养需求和住院医师规范化培训能力，制订年度培训计划，向培训基地下达培训任务，并在培训名额分配方面向全科以及儿科、精神科等紧缺专业以及县级及以下基层医疗卫生机构倾斜。

**第十九条**　省级卫生计生行政部门或其指定的行业组织、单位应当及时将培训基地基本情况、招收计划、报名条件、招收程序、招收结果等信息通过网络或其他适宜形式予以公布，向申请培训人员提供信息，接受社会监督。有关情况同时报告国务院卫生计生行政部门或其指定的有关行业组织、单位。

**第二十条**　单位委派的培训对象由培训基地、委派单位和培训对象三方签订委托培训协议；面向社会招收的培训对象与培训基地签订培训协议。培训基地要做好培训档案资料的管理工作。申请培训人员根据省级卫生计生行政部门或其指定的行业组织、单位公布的招收信息，选择培训基地及其专业基地，填报培训志愿，并按要求提交申请材料。单位委派培训对象填报培训志愿，应当取得委派单位同意。

**第二十一条**　培训基地对申请培训人员的申请材料进行审核，对审核合格者组织招收考核，依照公开公平、择优录取、双向选择的原则确定培训对象。

**第二十二条**　培训基地要及时向当地省级卫生计生行政部门或其指定的行业组织、单位报送招收录取信息，各省（区、市）可在招收计划剩余名额内对未被录取的申请培训人员进行调剂招收，重点补充有名额空缺的全科以及儿科、精神科等紧缺专业。

**第二十三条** 国家统筹协调发达地区省（市）支援欠发达地区省（区、市）的住院医师规范化培训工作。各有关省级卫生计生行政部门之间应当签定对口支援协议，发达地区的培训基地及专业基地，每年应当面向欠发达地区招收一定数量的培训对象，培训招收重点向边远地区、民族地区、集中连片特殊困难地区及其地市级以下医疗卫生机构倾斜。在起步阶段，年招收数量原则上不低于发达地区培训招收数的10%，随着培训工作的推进，适当增加招收规模。招收对象培训期满后依协议回原派出地区工作。

## 第五章 培训实施

**第二十四条** 培训对象是培训基地住院医师队伍的一部分，在培训基地接受以提高职业素养及临床规范诊疗能力为主的系统性、规范化培训。

**第二十五条** 培训年限一般为3年。已具有医学类相应专业学位研究生学历的人员和已从事临床医疗工作的医师参加培训，由培训基地根据其临床经历和诊疗能力确定接受培训的具体时间及内容。

在规定时间内未按照要求完成培训或考核不合格者，培训时间可顺延，顺延时间一般不超过3年。顺延期间费用由个人承担。

**第二十六条** 住院医师规范化培训以培育岗位胜任能力为核心，依据住院医师规范化培训内容与标准分专业实施。培训内容包括医德医风、政策法规、临床实践能力、专业理论知识、人际沟通交流等，重点提高临床规范诊疗能力，适当兼顾临床教学和科研素养。

**第二十七条** 实行培训信息登记管理制度。国家建立住院医师规范化培训信息管理系统，逐步实现住院医师培训招收、培训实施、监测评估、培训考核等全过程的信息化管理。培训基地和培训对象应当及时、准确、详实地将培训过程和培训内容记录在住院医师规范化培训登记和考核手册并妥善保存，同时将有关信息及时录入信息管理系统，作为培训考核的重要依据。

## 第六章　培训考核

**第二十八条**　住院医师规范化培训考核包括过程考核和结业考核，以过程考核为重点。过程考核合格和通过医师资格考试是参加结业考核的必备条件。培训对象申请参加结业考核，须经培训基地初审合格并报省级卫生计生行政部门或其指定的行业组织、单位核准。

**第二十九条**　过程考核是对住院医师轮转培训过程的动态综合评价。过程考核一般安排在完成某专业科室轮转培训后进行，内容包括医德医风、出勤情况、临床实践能力、培训指标完成情况和参加业务学习情况等方面。过程考核由培训基地依照各专业规范化培训内容和标准，严格组织实施。

**第三十条**　结业考核包括理论考核和临床实践能力考核。国务院卫生计生行政部门或其指定的有关行业组织、单位制订结业考核要求，建立理论考核题库，制订临床实践能力考核标准，提供考核指导；各省级卫生计生行政部门或其指定的行业组织、单位负责组织实施结业考核，从国家建立的理论考核题库抽取年度理论考核试题组织理论考核，安排实施临床实践能力考核。

**第三十一条**　对通过住院医师规范化培训结业考核的培训对象，颁发统一制式的《住院医师规范化培训合格证书》（样式附后）。

## 第七章　附　则

**第三十二条**　中医类别住院医师规范化培训实施办法由国家中医药管理局另行制订。

**第三十三条**　本办法自印发之日起施行。

**第三十四条**　本办法由国务院卫生计生行政部门负责解释。

**附件：**

### 《住院医师规范化培训合格证书》（样式）（略）

### 住院医师规范化培训合格证书编号规则

1.《住院医师规范化培训合格证书》编号16位，按照“年份代码（4位）+省（自治区、直辖市）代码（2位）+专业代码（4位）+培训基地代码（3位）+

该培训基地该年度结业人员顺序号（3位）”的顺序制定。各代码之间留半角空格。

2. 年份代码为培训对象通过住院医师规范化培训结业考核的年份。

3. 省（自治区、直辖市）代码（表1）依照中华人民共和国行政区划代码的前两位编写。

4. 住院医师规范化培训专业代码统一设置为4位数，专业代码详见表2、表3、表4。

5. 培训基地代码及该培训基地该年度结业人员顺序号由各地根据给定的代码位数规范地编写。

按照上述规则，以北京市2017年通过内科专业住院医师规范化培训结业考核的某学员为例，其《住院医师规范化培训合格证书》编号为2017110100001001，共16位数字。

**表1　各省（区、市）行政区划的前两位代码**

| 省（区、市）名称 | 代码 |
|---|---|
| 北京市 | 11 |
| 天津市 | 12 |
| 河北省 | 13 |
| 山西省 | 14 |
| 内蒙古自治区 | 15 |
| 辽宁省 | 21 |
| 吉林省 | 22 |
| 黑龙江省 | 23 |
| 上海市 | 31 |
| 江苏省 | 32 |
| 浙江省 | 33 |
| 安徽省 | 34 |
| 福建省 | 35 |
| 江西省 | 36 |
| 山东省 | 37 |
| 河南省 | 41 |

续表1

| 省（区、市）名称 | 代码 |
|---|---|
| 湖北省 | 42 |
| 湖南省 | 43 |
| 广东省 | 44 |
| 广西壮族自治区 | 45 |
| 海南省 | 46 |
| 重庆市 | 50 |
| 四川省 | 51 |
| 贵州省 | 52 |
| 云南省 | 53 |
| 西藏自治区 | 54 |
| 陕西省 | 61 |
| 甘肃省 | 62 |
| 青海省 | 63 |
| 宁夏回族自治区 | 64 |
| 新疆维吾尔自治区 | 65 |

表2　临床医学住院医师规范化培训专业代码

| 专业名称 | 培训专业代码 |
|---|---|
| 内科 | 0100 |
| 儿科 | 0200 |
| 急诊科 | 0300 |
| 皮肤科 | 0400 |
| 精神科 | 0500 |
| 神经内科 | 0600 |
| 全科 | 0700 |
| 康复医学科 | 0800 |
| 外科 | 0900 |
| 外科（神经外科方向） | 1000 |
| 外科（胸心外科方向） | 1100 |
| 外科（泌尿外科方向） | 1200 |

续表2

| 专业名称 | 培训专业代码 |
|---|---|
| 外科（整形外科方向） | 1300 |
| 骨科 | 1400 |
| 儿外科 | 1500 |
| 妇产科 | 1600 |
| 眼科 | 1700 |
| 耳鼻咽喉科 | 1800 |
| 麻醉科 | 1900 |
| 临床病理科 | 2000 |
| 检验医学科 | 2100 |
| 放射科 | 2200 |
| 超声医学科 | 2300 |
| 核医学科 | 2400 |
| 放射肿瘤科 | 2500 |
| 医学遗传科 | 2600 |
| 预防医学科 | 2700 |

表3　口腔医学住院医师规范化培训专业代码

| 专业名称 | 培训专业代码 |
|---|---|
| 口腔全科 | 2800 |
| 口腔内科 | 2900 |
| 口腔颌面外科 | 3000 |
| 口腔修复科 | 3100 |
| 口腔正畸科 | 3200 |
| 口腔病理科 | 3300 |
| 口腔颌面影像科 | 3400 |

表4　中医学住院医师规范化培训专业代码

| 专业名称 | 培训专业代码 |
|---|---|
| 中医 | 3500 |
| 中医全科 | 3600 |

# 住院医师规范化培训招收实施办法（试行）

国卫办科教发〔2015〕49号

## 第一章　总　则

**第一条**　为加强住院医师规范化培训招收（以下简称培训招收）管理，规范培训招收工作，保证培训招收质量，根据《关于建立住院医师规范化培训制度的指导意见》和《住院医师规范化培训管理办法（试行）》，制定本办法。

**第二条**　培训招收工作以需求为导向，推动区域协同，兼顾专业均衡，遵循公开公平、双向选择、择优录取的原则。

**第三条**　本办法适用的培训招收对象包括单位委派的培训人员和面向社会招收的培训人员。

## 第二章　职责分工

**第四条**　培训招收工作实行分级管理。国务院卫生计生行政部门（含中医药管理部门，下同）负责全国培训招收工作的政策制定和监督指导，省级卫生计生行政部门负责本辖区培训招收工作的组织协调和监督管理，培训基地落实培训招收主体责任，负责本基地培训招收工作的组织实施。

**第五条**　国务院卫生计生行政部门的主要职责是：研究制定全国培训招收工作的有关政策；研究下达全国培训招收年度计划；统筹培训资源，推动各地、各专业均衡发展；指导监督各省（区、市）工作实施。根据需要，国务院卫生计生行政部门可指定有关行业组织、单位协助开展相关具体工作。

**第六条**　省级卫生计生行政部门的主要职责是：贯彻执行国务院卫生计生行

政部门培训招收工作的有关规定，制订本省（区、市）年度招收计划，落实省域间工作协同任务，指导监督本省（区、市）培训基地的招收实施工作。根据需要，省级卫生计生行政部门可指定有关行业组织、单位协助开展相关具体工作。

**第七条** 培训基地的主要职责是：落实上级卫生计生行政部门的有关要求，开展本基地培训招收工作并及时上报工作信息。

## 第三章 招收计划

**第八条** 国家根据医疗卫生事业发展需要，探索建立培训招收匹配机制，综合考虑岗位需求以及培训能力、保障条件、毕业生供给等因素确定年度招收计划，招收名额向全科等紧缺专业和县级及以下医疗卫生机构倾斜。

**第九条** 国务院卫生计生行政部门协调各有关方面的力量，加大对中西部地区的支持力度，依据需求和东部地区培训能力，每年将东部地区招收名额的一定比例用于帮助中西部地区培训部分学员。

**第十条** 省级卫生计生行政部门在深入调查研究本辖区培训需求的基础上，于每年9月向国务院卫生计生行政部门上报下一年度培训招收需求计划。

**第十一条** 省级卫生计生行政部门要发挥医学教育工作协调机制作用，推进医教协同，探索做好住院医师规范化培训招收与临床医学硕士专业学位研究生招生的有机衔接。有条件的培训基地经所在地省级卫生计生行政部门同意，可试行提前批招收。

## 第四章 报 名

**第十二条** 省级卫生计生行政部门根据国家下达的培训招收计划，向社会公布培训基地情况、各专业招收人数、招收工作流程等相关信息。

**第十三条** 申请参加住院医师规范化培训的人员，须符合下列条件：

（一）热爱医疗卫生事业，品德良好，遵纪守法；

（二）符合临床、中医、口腔类别医师资格考试报考条件规定专业范围的应届、往届本科及以上学历医学毕业生，或已取得《医师资格证书》需要接受培训的人员，以应届毕业生为主；

（三）培训基地所在地省级卫生计生行政部门规定的其他培训招收条件。

**第十四条**　符合报名条件的人员应当根据省级卫生计生行政部门公布的招收计划选报培训基地与培训专业。

**第十五条**　培训申请人应当按要求提供有关报名材料，单位委派人员还需出具本单位同意报考的证明材料，申请人需通过网络或现场报名等方式提交相关信息。培训基地依据国家对培训对象资质条件的有关规定对申请材料进行审核，确定申请人的报考资格。

## 第五章　考核与调剂

**第十六条**　培训基地根据所在地省级卫生计生行政部门的规定，自主对培训申请人进行招收考核，重点为非培训基地医疗卫生机构招收培训住院医师。

**第十七条**　培训基地在组织招收考核时可采取笔试、面试相结合等形式进行，通过对培训申请人的综合素质和临床实践能力的测评，确定拟录取的培训对象及其接受培训的具体时间和内容。

**第十八条**　培训基地要按时完成培训招收工作，及时向所在地省级卫生计生行政部门报送拟招收录取信息，各省（区、市）可在招收计划剩余名额内对未被录取的申请培训人员进行调剂，优先满足全科等紧缺专业和县级及以下医疗卫生机构需求，确保完成国家下达的招收计划。

## 第六章　公示与录取

**第十九条**　培训基地根据培训申请人填报志愿的顺序及招收考核结果，择优确定拟招收名单，并通过省级卫生计生行政部门规定的网络平台或其他适宜形式对拟招收名单进行公示，公示时间不少于7个工作日。

**第二十条**　培训基地根据公示结果确定培训招收人员，并将录取结果通知相关培训对象。

**第二十一条**　新招收培训对象按录取通知要求，在规定时限内到培训基地报到，原则上从9月开始接受培训。无故逾期2周不报到者，视为自动放弃本次培训资格。

**第二十二条**　新招收对象到培训基地报到时，应当按规定签订培训协议。对于单位委派的培训对象，由培训基地、委派单位和培训对象三方签订委托培训协议；面向社会招收的培训对象，由培训基地与培训对象双方签订培训协议。

**第二十三条** 培训招收工作结束后，省级卫生计生行政部门将本地本年度的招收结果向社会公布，并于每年9月底前将本年度实际招收情况报告国务院卫生计生行政部门。培训基地要做好培训招收工作有关资料的归档与管理，建立培训对象信息库。

## 第七章 监督管理

**第二十四条** 将东部省（市）落实支持中西部地区培训招收情况，作为下一年度相关省（区、市）培训招收名额分配的重要依据。将各培训基地招收计划特别是全科等紧缺专业计划完成情况以及非培训基地学员招收完成情况，作为培训基地动态管理、财政补助、创先争优和下一年度招收名额分配的重要依据。

**第二十五条** 对在培训招收工作中出现违纪违规的培训基地，视情节轻重给予通报批评直至取消其基地资格，并根据有关规定提请其主管机关、单位对当事人予以相应处分。

**第二十六条** 对在培训招收工作中弄虚作假的培训申请人，取消其本次报名、录取资格；对录取后无故不报到或报到后无故自行退出等情节严重者，3年内不得报名参加住院医师规范化培训。

## 第八章 附 则

**第二十七条** 本办法由国务院卫生计生行政部门负责解释。

**第二十八条** 本办法自发布之日起施行。

# 住院医师规范化培训考核实施办法（试行）

国卫办科教发〔2015〕49号

## 第一章　总　则

**第一条**　为加强住院医师规范化培训考核（以下简称培训考核）管理，确保培训考核工作公平公正、科学有效，根据《关于建立住院医师规范化培训制度的指导意见》和《住院医师规范化培训管理办法（试行）》，制定本办法。

**第二条**　培训考核包括过程考核和结业考核两部分，目的是评估培训对象是否达到《住院医师规范化培训内容与标准（试行）》规定的要求。

## 第二章　职责分工

**第三条**　培训考核工作实行分级管理。国务院卫生计生行政部门（含中医药管理部门，下同）负责全国培训考核工作的统筹管理，省级卫生计生行政部门负责本辖区培训考核工作的组织管理，培训基地负责过程考核及相关工作的具体落实，考核基地负责结业考核工作的具体落实。

**第四条**　国务院卫生计生行政部门的主要职责是：研究确定考核模式，制定考核标准，建立考核题库，规范考务管理，公布考核信息，统筹管理《住院医师规范化培训合格证书》，指导监督各省（区、市）的考核工作。根据需要，国务院卫生计生行政部门可指定有关行业组织、单位协助负责相关具体工作。

**第五条**　省级卫生计生行政部门的主要职责是：贯彻执行国务院卫生计生行政部门培训考核工作的有关规定，制定本省（区、市）考核实施方案，遴选建设考核基地，组建和培训管理考官队伍，组织实施培训考核，公布本省（区、市）

考核结果，颁发《住院医师规范化培训合格证书》，管理监督本辖区的考核工作。根据需要，省级卫生计生行政部门可指定有关行业组织、单位协助负责相关具体工作。

**第六条** 培训基地的主要职责是：落实上级卫生计生行政部门的有关要求，组织实施培训过程考核，组织结业考核报名，协助申领《住院医师规范化培训合格证书》。考核基地由省级卫生计生行政部门遴选认定并报国务院卫生计生行政部门备案，承担结业考核任务。

## 第三章 过程考核

**第七条** 过程考核是对培训对象在培训期间临床能力水平与素质的动态评价，由培训基地组织实施，主要包括日常考核、出科考核、年度考核，内容涉及医德医风、临床职业素养、出勤情况、临床实践能力、培训指标完成情况和参加业务学习情况等方面。培训基地应当按照《住院医师规范化培训内容与标准（试行）》的规定，严格过程考核。

**第八条** 日常考核和出科考核主要由培训轮转科室负责，出科考核原则上应当在培训对象出科前完成，并由专业基地审核其真实性和有效性。年度考核由培训基地组织实施，应当在培训对象完成每一年度培训后进行。过程考核结果需及时记录在住院医师规范化培训考核手册。

## 第四章 结业考核

**第九条** 结业考核是衡量培训整体效果的结果性综合评价，由省级卫生计生行政部门组织实施，分为临床实践能力考核和专业理论考核两部分。

临床实践能力考核主要检验培训对象是否具有规范的临床操作技能和独立处理本专业常见多发疾病的能力，采取模拟操作或临床操作等形式进行，各地应当严格要求，根据实际情况确定考核通过率。专业理论考核主要评价培训对象综合运用临床基本知识、经验，安全有效规范地从事临床诊疗活动的能力，原则上采用人机对话形式进行，考核试题应当从国家设立的理论考核题库中抽取。

**第十条** 结业考核在省级卫生计生行政部门认定的考核基地进行。

**第十一条** 结业考核原则上每年6月底前完成，省级卫生计生行政部门要提前3个月公布考核工作安排。

**第十二条**　取得《医师资格证书》且培训过程考核合格者，可根据省级卫生计生行政部门公布的结业考核有关安排，申请参加结业考核。

**第十三条**　考核申请人应当按要求通过网络或现场报名等方式提供有关报名材料。培训基地对报名材料进行初审，报省级卫生计生行政部门核准，向合格者发放结业考核准考证。

**第十四条**　承担结业考核任务的考官应当具有高级专业技术职称和住院医师规范化培训指导带教经历，经省级卫生计生行政部门组织的考官培训并认定。

## 第五章　结果评定与使用

**第十五条**　省级卫生计生行政部门应当于每年6月底前公布本辖区结业考核结果，对本人考核结果有异议者，可于结果公布之日起7个工作日内通过培训基地提出复核申请，复核工作由省级卫生计生行政部门负责。

**第十六条**　通过结业考核者，由省级卫生计生行政部门颁发国家统一制式的《住院医师规范化培训合格证书》，逐步将参加住院医师规范化培训并考核合格作为二级以上医疗卫生机构新进入医师的必备条件；到2020年，所有新进医疗岗位的本科及以上学历临床医师均接受住院医师规范化培训。

**第十七条**　各省（区、市）可将取得《住院医师规范化培训合格证书》作为申请参加相应专科医师规范化培训的优先条件；在全面启动住院医师规范化培训的省（区、市），作为临床医学专业中级技术岗位聘用的条件之一。

**第十八条**　未通过临床实践能力考核、专业理论考核或其中任一项者，根据培训基地所在地省级卫生计生行政部门有关规定可申请参加次年结业考核。

3年内未通过结业考核者，如再次申请结业考核，需重新参加住院医师规范化培训，培训相关费用由个人承担。

## 第六章　监督管理

**第十九条**　对培训考核中违纪违规行为的处理，参照《医师资格考试违纪违规处理规定》有关精神执行。

**第二十条**　省级卫生计生行政部门对在培训考核工作中有违纪违规行为的培

训基地或考核基地，给予通报批评和限期整改的处理，情节严重的取消其培训基地或考核基地资格。对有关当事工作人员，根据情节轻重，提请其上级主管部门、单位根据有关规定予以相应处分。

**第二十一条** 培训基地对在过程考核中弄虚作假的培训对象予以批评、训诫，并责成其重新考核，情节严重的延长培训时间或取消培训资格。省级卫生计生行政部门对在结业考核中弄虚作假的培训对象，取消其考核资格和成绩，情节严重的取消次年参加考核资格。

**第二十二条** 因疾病等特殊原因不能参加结业考核的，需提交相应证明材料，经所在地省级卫生计生行政部门审核同意，可顺延一年参加结业考核。

## 第七章 附 则

**第二十三条** 本办法由国务院卫生计生行政部门负责解释。

**第二十四条** 本办法自发布之日起施行。

# 建立住院医师规范化培训制度工作规划（2014—2020年）（征求意见稿）

为贯彻落实《关于建立住院医师规范化培训制度的指导意见》，根据《国家中长期人才发展规划纲要（2010—2020年）》和《医药卫生中长期人才发展规划（2011—2020年）》，为建立适应卫生行业特点的人才培养制度，特制定本规划。

## 一、背景

住院医师规范化培训是临床类医学毕业生成长为合格医师的必经之路，是毕业后医学教育的重要组成部分。自1993年原卫生部印发《临床住院医师规范化培训试行办法》以来，我国大部分省（区、市）先后开展了住院医师规范化培训试点工作。截至2013年底，全国建设认可了一批培训基地，经过培训的住院医师近20万人，对于提高临床医师队伍素质，提升医疗质量，起到了重要的作用。各地在开展住院医师规范化培训的过程中积累了有益的经验，为建立住院医师规范化培训制度奠定了基础。但是，由于住院医师规范化培训工作尚未形成国家制度，培训体系与专业设置不健全，与培训工作相关的教育、财政、人力资源和社会保障等政策不配套，致使培训工作发展不平衡，覆盖面小，培训数量不足，质量参差不齐。尤其是基层医疗机构的临床医师基本上没有接受过住院医师规范化培训，医疗服务水平与人民群众的需求还不相适应。

## 二、指导思想

深入贯彻落实科学发展观，实施“科教兴国、人才强国”战略，紧密结合我国经济社会发展要求，按照深化医药卫生体制改革的总体部署，遵循医学教育和医学人才成长规律，研究与借鉴国际先进经验，立足现实，创造条件，完善制度，创新机制，推动我国医学人才培养新格局的逐步形成，促进我国临床医师队伍综合素质和专业水平的全面提高。

## 三、发展目标

（一）总体目标

到2015年，各省（区、市）全面启动住院医师规范化培训工作，初步建立住院医师规范化培训的配套政策和工作机制，调整完善专业设置，按标准建设并从严认证培训基地，基本建成住院医师规范化培训信息管理系统。到2020年，基本建立住院医师规范化培训制度，所有新进医疗岗位的本科及以上学历临床医师均接受住院医师规范化培训。

（二）具体目标

1. 培训数量　到2015年，接受住院医师规范化培训的人数占进入医疗卫生机构本科及以上学历毕业生的比例，东部地区达到80%以上，中部地区达到50%以上，西部地区达到40%以上。到2020年，接受住院医师规范化培训的人数占进入医疗卫生机构本科及以上学历毕业生的比例达到100%。

**2014—2020全国住院医师规范化培训数量（人）**

| 年份 | 全科、儿科、精神科等急需紧缺专业 | 其他临床医学专业 | 合计 |
| --- | --- | --- | --- |
| 2014 | 4 800 | 40 000 | 44 800 |
| 2015 | 6 000 | 50 000 | 56 000 |
| 2016 | 7 200 | 60 000 | 67 200 |
| 2017 | 8 400 | 70 000 | 78 400 |
| 2018 | 9 600 | 80 000 | 89 600 |
| 2019 | 10 800 | 90 000 | 100 800 |
| 2020 | 12 000 | 100 000 | 112 000 |

2. 培训质量　严格培训过程管理，接受培训的住院医师应按照国家统一的标准，完成总则和各专业培训细则所规定的全部培训内容，医德医风、政策法规、临床实践技能、专业理论知识和人际沟通交流达到住院医师岗位胜任能力要

求。到2020年，建成科学合理的培训体系，培训方法和手段先进实用，培训质量达到标准要求。

3. 基地建设　培训基地的数量及其布局，根据临床医师岗位需求、毕业生数量和基地培训能力科学设定，并严格按照国家规定的培训基地标准，在教学条件、支撑条件、师资条件和组织管理等方面加快建设。到2015年，住院医师规范化培训基地（包括全科医生规范化培养基地）的医院达到448家，其中，遴选出100家具有引领作用的示范基地。到2020年，住院医师规范化临床培训基地（包括全科医生规范化培养基地）医院达到1120家，培训水平和质量达到国家统一设定的标准要求。

**2014—2020全国住院医师规范化培训基地数量**

| 年份 | 培训基地数（家） | 可招收培训对象数（人） |
|---|---|---|
| 2014 | 448 | 44 800 |
| 2015 | 560 | 56 000 |
| 2016 | 672 | 67 200 |
| 2017 | 784 | 78 400 |
| 2018 | 896 | 89 600 |
| 2019 | 1008 | 100 800 |
| 2020 | 1120 | 112 000 |

4. 信息管理　2015年前，建成全国统一的住院医师招收、数据直报系统，全面推开住院医师规范化培训信息管理系统建设。2020年前，全面建成国家与各省（区、市）无缝对接的住院医师规范化培训信息管理系统，对住院医师招收匹配、培训管理、考核实施等核心环节，实现实时、动态、全过程的信息化管理目标。

## 四、主要任务

（一）完善医师培训制度

2015年前，由国家卫生计生委牵头，委托中国医师协会和人才交流服务中心，完成住院医师规范化培训专业设置、基地建设、培训管理、招收、考核等有关标准、办法的制定工作。各省（区、市）要制订适合本地实际的工作规划和实施方案，健全协调机制，及时研究解决实施中的问题，推进住院医师规范化培训工作顺利展开。2020年前，协调相关部门，建立完善的财政投入、人员管理、社会保障等配套政策制度，研究建立住院医师规范化培训与院校医学教育、专业学位及职称评定、医师执业注册及定期考核、专科医师准入等有机结合的人才培养制度体系和顺畅高效的运行机制。

（二）加强培训质量管理

2015年前，制订统一的考试考核大纲，实行师资考核、准入、动态管理、持证上岗制度。按照公开公平、双向选择、择优录取的原则，实施住院医师规范化培训招收。加快推进培训基地建设。根据培训需求开发网络教学课件，探索开展模拟仿真教学、移动学习平台、数字化教学系统等现代网络教学模式。充分发挥考核体系和信息化管理体系在培训质量管理中的作用。承担培训任务的带教师资，应当达到《住院医师规范化培训基地标准》中指导带教师资条件要求。2020年前，建立健全住院医师规范化培训质量管理监督机制和保障体系，严格检查考评和全过程监督管理，教学内容、方法和手段适应移动互联网时代的教学与培训需要，最终达到优化教学内容、创新教学方法、保障培训质量的目标。

（三）建立组织管理机构

2015年前，各地要建立政府领导、部门协同、行业牵头、多方参与的组织管理机制。协调编制、发展改革、教育、财政、人力资源社会保障、中医药部门等，健全工作机制，制订政策，发布相关实施细则。明确政府、行业组织和培训基地的职能分工，充分发挥中国医师协会等行业组织的作用，制订培训标准，开展考核认证，研究、指导、监督、检查全国住院医师规范化培训工作。各省（区、市）建立健全分级管理体系，具体落实住院医师培训工作，形成多部门参与、协同推进的住院医师规范化培训管理格局。

（四）建设信息管理平台

依托全民健康保障信息化工程的实施，研究建立国家住院医师规范化培训信息管理平台，形成以国家住院医师规范化培训信息平台为核心、省级管理系统为主干的培训信息管理系统，实现对培训动态、网络监控、信息发布等全过程的实时管理。深化数据综合利用，切实提升住院医师规范化培训管理的综合决策支持和监管水平。

（五）建立培训考核体系

2015年前，成立全国住院医师规范化培训考核委员会，借鉴国内外成熟的考核评估经验，按照分级管理和考培分离的原则，由考核委员会及其承办机构统一制定考核大纲、考核内容及方案，组织制定考务规则，组建公共科目、专业理论知识题库，拟定临床实践能力考核标准；各省卫生计生行政部门按照国家统一标准，制定本地培训考核实施办法，组织结业考核中的临床实践能力考核；培训过程考核由各培训基地按照考核委员会审定公布的标准，严格组织实施。2020年前，进一步健全培训内容和评价标准、理论考试和技能考核、过程考核与结业考核紧密结合，住院医师培训与专科医师培训有效衔接的考试考核体系。

## 五、保障措施

（一）切实加强领导

各级政府要高度认识住院医师规范化培训工作的重要性和紧迫性，把住院医师规范化培训作为一项基础性、战略性工作纳入经济社会发展总体规划，及时解决工作中的矛盾和问题，并将培训任务完成情况作为综合评价、绩效考核的重要内容。加速政府职能转变，大力发挥行业协会作用，逐步过渡到政府宏观监督指导，行业组织具体实施，形成科学配套、有序运行的住院医师规范化培训工作新格局。

（二）坚持改革创新

以建立住院医师规范化培训体系为突破口，推动我国医学教育新格局的形成与完善。紧紧围绕住院医师规范化培训的运行机制、财政投入和人事配套政策等比较突出的矛盾和问题，由分管住院医师规范化培训的行业组织牵头，成立专门研究机构，重点开展实证性研究和中外比较性研究，尽快形成一批科学性、实用性、操作性强的应用性成果，为主管部门提供决策依据。

（三）加大经费投入

建立政府投入、基地自筹、社会支持的多元投入机制，加大对全科以及儿科、精神科等急需紧缺专业住院医师培训的的财政补助力度。将住院医师规范化培训经费纳入政府财政预算，探索社保基金增加划拨基地医院经费的长效投入机制。

（四）促进均衡发展

住院医师规范化培训工作纳入国家对口支援规划，促进住院医师规范化培训质量的均衡发展，东部地区培训基地每年招收的住院医师中，来自中西部地区住院医师的比例不低于其招录总数的10%，并适当向全科等急需紧缺专业倾斜。

（五）加强质量评估

加强住院医师规范化培训的过程管理，对全国住院医师规范化培训培训质量及工作落实情况实施监测评估。适时对本规划执行情况进行中期评估，2020年前组织开展检查验收。对培训基地实行动态管理，优胜劣汰，建立完善长效监督管理和奖惩机制。

# 国务院办公厅
# 关于深化医教协同进一步推进医学教育改革与发展的意见

国办发〔2017〕63号

各省、自治区、直辖市人民政府，国务院各部委、各直属机构：

医教协同推进医学教育改革与发展，加强医学人才培养，是提高医疗卫生服务水平的基础工程，是深化医药卫生体制改革的重要任务，是推进健康中国建设的重要保障。为深入贯彻落实全国卫生与健康大会精神和《“健康中国2030”规划纲要》，进一步加强医学人才培养，经国务院同意，现提出以下意见。

## 一、总体要求

（一）指导思想。全面贯彻党的十八大和十八届三中、四中、五中、六中全会精神，深入贯彻习近平总书记系列重要讲话精神和治国理政新理念新思想新战略，认真落实党中央、国务院决策部署，统筹推进“五位一体”总体布局和协调推进“四个全面”战略布局，牢固树立和贯彻落实新发展理念，坚持以人民为中心的发展思想，紧紧围绕推进健康中国建设，贯彻党的教育方针和卫生与健康工作方针，始终坚持把医学教育和人才培养摆在卫生与健康事业优先发展的战略地位，遵循医学教育规律和医学人才成长规律，立足基本国情，借鉴国际经验，创新体制机制，以服务需求、提高质量为核心，建立健全适应行业特点的医学人才培养制度，完善医学人才使用激励机制，为建设健康中国提供坚实的人才保障。

（二）主要目标。到2020年，医学教育管理体制机制改革取得突破，医学人才使用激励机制得到完善，以“5+3”（5年临床医学本科教育+3年住院医师规范化培训或3年临床医学硕士专业学位研究生教育）为主体、“3+2”（3年临床医学专科教育+2年助理全科医生培训）为补充的临床医学人才培养体系基本建立，全科、儿科等紧缺人才培养得到加强，公共卫生、药学、护理、康复、医学技术等人才培养协调发展，培养质量显著提升，对卫生与健康事业的支撑作用明显增强。到2030年，医学教育改革与发展的政策环境更加完善，具有中国特色的标准化、规范化医学人才培养体系更加健全，医学人才队伍基本满足健康中国建设需要。

## 二、加快构建标准化、规范化医学人才培养体系，全面提升人才培养质量

（三）提高生源质量。本科临床医学类、中医学类专业逐步实现一本招生，已经实施招生批次改革的省份，要采取措施吸引优秀生源报考医学专业，提高生源质量。严格控制医学院校本科临床医学类专业单点招生规模。鼓励举办医学教育的中央部门所属院校适度扩大本科医学类专业招生规模，增加优质人才供给。

（四）提升医学专业学历教育层次。中职层次农村医学、中医专业要逐步缩减初中毕业生招生规模，逐步转向在岗乡村医生能力和学历提升。2020年后，逐步停止中职层次农村医学、中医专业招生；届时中西部地区、贫困地区确有需要举办的，应依据本地区村卫生室人员岗位需求，按照省级卫生计生行政部门（含中医药管理部门，下同）有关开办区域、培养规模、执业地域范围等方面的要求，由省级教育行政部门会同省级卫生计生行政部门按照有关规定备案后招生。根据行业需求，严格控制高职（专科）临床医学专业招生规模，重点为农村基层培养助理全科医生。稳步发展医学类专业本科教育。调整优化护理职业教育结构，大力发展高职护理专业教育。

（五）深化院校医学教育改革。夯实5年制临床医学、中医学教育基础地位。把思想政治教育和医德培养贯穿教育教学全过程，推动人文教育和专业教育有机结合，引导医学生将预防疾病、解除病痛和维护群众健康权益作为自己的职业责任。统筹优化通识教育、基础教育、专业教育，推动基础与临床融合、临床与预防融合，加强面向全体医学生的全科医学教育，规范临床实习管理，提升医学生解决临床实际问题的能力，鼓励探索开展基于器官/系统的整合式教学和基于问题的小组讨论式教学。推进信息技术与医学教育融合，建设国家教学案例共

享资源库，建设一批国家精品在线开放课程。加强教师队伍建设，在医学院校建立教师发展示范中心，对新任职教师（含临床教师）逐步实施岗前培训制度。积极推进卫生职业教育教学改革，构建现代卫生职业教育体系，坚持工学结合，规范和强化实践教学环节，健全教学标准动态更新机制，促进教育教学内容与临床技术技能同步更新。

深化临床医学、口腔医学、中医专业学位研究生教育改革。考试招生要加强临床医学职业素质和临床能力考查；统筹优化临床培养培训内容和时间，促进硕士专业学位研究生教育与住院医师规范化培训有机衔接；加强硕士专业学位研究生的临床科研思维和分析运用能力培养，学位论文可以是研究报告、临床经验总结、临床疗效评价、专业文献循证研究、文献综述、针对临床问题的实验研究等。严格控制8年制医学教育高校数量和招生规模，积极探索基础宽厚、临床综合能力强的复合型高层次医学人才培养模式和支撑机制。

加强医学院校临床教学基地建设，制订完善各类临床教学基地标准和准入制度，严格临床教学基地认定审核和动态管理，依托高校附属医院建设一批国家临床教学培训示范中心，在本科生临床实践教学、研究生培养、住院医师规范化培训及临床带教师资培训等方面发挥示范辐射作用。高校要把附属医院教学建设纳入学校发展整体规划，明确附属医院临床教学主体职能，将教学作为附属医院考核评估的重要内容；高校附属医院要把医学人才培养作为重大使命，处理好医疗、教学和科研工作的关系，健全教学组织机构，加大教学投入，围绕人才培养优化临床科室设置，加强临床学科建设，落实教育教学任务。

（六）建立完善毕业后医学教育制度。落实并加快完善住院医师规范化培训制度，健全临床带教激励机制，加强师资队伍建设，严格培训过程管理和结业考核，持续加强培训质量建设，培训合格证书在全国范围内有效。保障住院医师培训期间待遇，积极扩大全科、儿科等紧缺专业培训规模，探索建立培训招收计划与临床岗位需求紧密衔接的匹配机制，增补建设一批住院医师规范化培训基地，2020年前基本满足行业需求和人才培养需要；高校要加大投入、加快建设，提升附属医院临床教学水平，将符合条件的附属医院优先纳入培训基地。稳妥推进专科医师规范化培训制度试点，不断提高临床医师专科诊疗水平，探索和完善待遇保障、质量控制、使用激励等相关政策，逐步建立专科医师规范化培训制度。

探索建立公共卫生与临床医学复合型人才培养机制，培养一批临床医学专业基础扎实、防治结合的公共卫生人才。

积极探索和完善接受住院医师规范化培训、专科医师规范化培训的人员取得临床医学、口腔医学、中医硕士和博士专业学位的办法。调整完善住院医师规范化培训和专科医师规范化培训标准、年限以及考核要求等规定，逐步建立统一规范的毕业后医学教育制度。

（七）健全继续医学教育制度。强化全员继续医学教育，健全终身教育学习体系。将继续医学教育合格作为医疗卫生人员岗位聘用和定期考核的重要依据，作为聘任专业技术职务或申报评定上一级资格的重要条件。以基层为重点，以岗位胜任能力为核心，围绕各类人才职业发展需求，分层分类制订继续医学教育指南，遴选开发优质教材，健全继续医学教育基地网络，开展有针对性的教育培训活动，强化规范管理。大力发展远程教育，支持建立以国家健康医疗开放大学为基础、中国健康医疗教育慕课联盟为支撑的健康教育培训云平台。

（八）强化医学教育质量评估。建立健全医学教育质量评估与认证制度，到2020年建立起具有中国特色、国际实质等效的院校医学教育专业认证制度，探索实施高职临床医学、护理等专业质量评估，加强医学类博士、硕士学位授权点合格评估，推进毕业后医学教育和继续医学教育第三方评估。将人才培养工作纳入公立医院绩效考核以及院长年度和任期目标责任考核的重要内容。将医师和护士资格考试通过率、规范化培训结业考核通过率、专业认证结果等逐步予以公布，并作为高校和医疗卫生机构人才培养质量评价的重要内容。建立预警和退出机制，对高校和承担培训任务的医疗卫生机构实施动态管理，质量评估与专业认证不合格者限期整改，整改后不达标者取消招生（收）资格。

## 三、促进医学人才供给与需求有效衔接，全面优化人才培养结构

（九）建立健全医学人才培养供需平衡机制。统筹卫生与健康事业各类医学人才需求，制定卫生与健康人才培养规划，加强全科、儿科、妇产科、精神科、病理、老年医学、公共卫生、护理、助产、康复、心理健康等紧缺人才培养。制定服务健康事业和健康产业人才培养的引导性专业目录，推动医学院校进一步优化学科专业结构。严格医学教育准入标准，规范医学专业办学，强化监督管理，

新增医学类专业布点重点向中西部医学教育资源匮乏的地区倾斜。省级教育、卫生计生行政部门要定期沟通，坚持按需招生、以用定招，探索建立招生、人才培养与就业联动机制，省级卫生计生行政部门要定期制定和发布人才需求规划，省级教育行政部门及医学院校要根据人才需求及医学教育资源状况，合理确定医学专业招生规模及结构。

（十）加强以全科医生为重点的基层医疗卫生人才培养。通过住院医师规范化培训、助理全科医生培训、转岗培训等多种途径，加大全科医生培养力度。完善订单定向医学生教育培养政策，鼓励有条件的省份结合本地实际积极探索按照考生户籍以县为单位定向招生的办法，将本科毕业生全部纳入全科专业住院医师规范化培训，根据需求适度扩大培养规模；严格履约管理，及时落实就业岗位和薪酬待遇，鼓励各地探索实行“县管乡用”（县医院聘用管理、乡镇卫生院使用）的用人管理制度。对在岗基层卫生人员（含乡村医生）加强全科医学、中医学基本知识技能和适宜技术培训。

（十一）加强中医药人才培养。分类推进中医药教育改革，适度增加具有推荐优秀应届本科毕业生免试攻读研究生资格的中医类院校为“5+3”一体化招生院校，促进中医药院校教育与中医住院医师规范化培训的衔接。构建服务生命全周期的中医药学科专业体系，推进中医药养生保健、健康养老等人才培养。完善中医药师承教育制度，加强师承导师、学科带头人、中青年骨干教师培养，建立以名老中医药专家、教学名师为核心的教师团队，实施中医药传承与创新“百千万”人才工程（岐黄工程），加快推进中医药高层次人才培养。建立完善西医学习中医制度，鼓励临床医学专业毕业生攻读中医专业学位，鼓励西医离职学习中医。鼓励扶持民族地区和高等院校开办民族医药相关专业，支持有条件的院校开展民族医药研究生教育。

（十二）促进区域医学教育协调发展。以中西部地区为重点，加强薄弱地区医学院校教育、毕业后教育和继续教育能力建设。在中西部高等教育振兴计划实施过程中，加大对中西部医学院校的政策和资金支持力度。发挥高水平医学院校的辐射带动作用，提升薄弱院校办学水平，加大东部高校“团队式”对口支援西藏医学教育工作力度，加快西藏现代高等医学教育体系建设。以新疆和西藏为重点，实施住院医师规范化培训西部支援行动和专科医师规范化培训中西部地区支持计划。通过专家支援、骨干进修、适宜医疗技术推广等多种形式，提升中西部地区、贫困地区、农村基层医务人员的医疗卫生服务能力。

## 四、创新体制机制，加强医教协同管理

（十三）建立医学教育宏观管理协调机制。国家和各省（区、市）要分别建立教育、卫生计生、机构编制、发展改革、财政、人力资源社会保障、中医药等多部门共同参与的医学教育宏观管理协调机制，统筹医学教育改革发展，共同研究协商重大政策与问题。

（十四）强化医学教育统筹管理。教育部、国家卫生计生委、国家中医药局要进一步加强医学教育综合管理和统筹协调。成立医学教育专家委员会，充分发挥专家智库作用，为医学教育改革与发展提供智力支持。支持行业学（协）会参与学科专业设置、人才培养规划、标准制修订、考核评估等工作，相关公共服务逐步交由社会组织承担。教育部、国家卫生计生委与省级人民政府要共建一批医学院校，教育部、国家中医药局与省级人民政府要共建若干中医药院校，在人才培养、科学研究、经费投入等方面给予政策倾斜，提升共建院校办学能力和水平，更好地服务区域和全国卫生与健康事业发展。在世界一流大学和一流学科建设中对医学院校和医学学科予以支持。

（十五）深化综合性大学医学教育管理体制改革。遵循医学教育规律，完善大学、医学院（部）、附属医院医学教育管理运行机制，保障医学教育的完整性。加强对医学教育的组织领导，在现有领导职数限额内，逐步实现配备有医学专业背景的副校长分管医学教育或兼任医学院（部）院长（主任），有条件的高校可根据实际需要探索由常务副校长分管医学教育或兼任医学院（部）院长（主任），或由党委副书记兼任医学院（部）书记。实化医学院（部）职能，建立健全组织机构，强化对医学教育的统筹管理，承担医学相关院系和附属医院教学、科研、人事、学生管理、教师队伍建设、国际交流等职能。教育部、国家卫生计生委要组织开展综合性大学医学教育管理体制改革试点，在国家改革建设重大项目上对试点高校予以倾斜支持。

## 五、完善人才使用激励政策

（十六）提升医疗卫生行业职业吸引力。深化医药卫生体制改革，理顺医疗服务价格，合理体现医务人员专业技术劳务价值，加快建立适应行业特点的人事薪酬制度，吸引优秀人才从事医疗卫生工作，特别是全科、儿科、精神科、公共卫生等紧缺专业。建立健全符合行业特点的人才评价机制，坚持德才兼备，注重凭能力、实绩和贡献评价人才，克服唯学历、唯资历、唯论文等倾向。完善职称晋升办法，拓宽医务人员职业发展空间。本科及以上学历毕业生参加住院医师规范化培训合格并到基层医疗卫生机构（新疆、西藏及四省藏区等艰苦边远地区可放宽到县级医疗卫生机构，下同）工作的，可直接参加中级职称考试，考试通过的直接聘任中级职称，增加基层医疗卫生机构的中高级专业技术岗位比例。对“定向评价、定向使用”的基层医疗卫生机构高级专业技术岗位实行总量控制、比例单列，不占各地高级岗位比例。

根据医疗卫生机构功能定位和工作特点，分层分类完善临床、公共卫生、护理、康复、医学技术等各类专业人才准入和评价标准。创新人才使用机制，落实公立医院用人自主权，对急需引进的高层次人才、紧缺专业人才以及具有高级专业技术职务或住院医师规范化培训合格证书、专科医师规范化培训合格证书的人员，可由医院采取考察的方式予以公开招聘。基层卫生计生事业单位招聘高层次和全科等急需紧缺专业技术人才，可直接考察聘用。

## 六、完善保障措施

（十七）加强组织实施。各地各有关部门要充分认识医教协同推进医学教育改革发展的重要意义，提高思想认识，加强组织领导，强化部门协同，明确责任分工，狠抓贯彻落实。各省（区、市）要在2017年9月底前出台具体实施方案。

（十八）保障经费投入。积极发挥财政投入的引导和激励作用，调动社会、医疗卫生机构、个人出资的积极性，建立健全多元化、可持续的医学教育经费保障机制和政府投入动态调整机制。根据财力、物价变动水平、培养成本等情况适时调整医学门类专业生均定额拨款标准、住院医师规范化培训补助标准，探索建立专科医师规范化培训补助机制，加大继续医学教育投入，合理确定医学门类专业学费标准，完善对贫困家庭医学生的资助政策。改革探索以培养质量、绩效评价为导向的经费拨款方式，提高资金使用效率。地方各级人民政府要按照规定落实投入责任，加大投入力度，中央财政予以适当补助。

（十九）强化追踪监测。建立健全追踪监测机制，制订部门分工方案和追踪监测方案，对实施进度和效果进行监测评估。实施常态化、经常化的督导考核机制，强化激励和问责。对各地在实施过程中好的做法和有效经验，要及时总结推广。

国务院办公厅

2017年7月3日

# 教育部办公厅　国家卫生计生委办公厅　国家中医药管理局办公室关于加强医教协同做好临床医学硕士专业学位研究生培养与住院医师规范化培训衔接工作的通知

教研厅〔2016〕1号

各省、自治区、直辖市教育厅（教委）、卫生计生委、中医药管理局，新疆生产建设兵团教育局、卫生局：

加强医教协同，推进临床医学（含口腔、中医，下同）硕士专业学位研究生培养与住院医师规范化培训衔接，是深化医学教育改革和医药卫生体制改革的重要举措，对提高我国临床医师队伍的整体素质和水平具有重要意义。为贯彻落实国家卫生计生委等7部门《关于建立住院医师规范化培训制度的指导意见》（国卫科教发〔2013〕56号）和教育部等6部门《关于医教协同深化临床医学人才培养改革的意见》（教研〔2014〕2号）精神，现就有关事项通知如下：

一、各地教育、卫生计生、中医药管理部门要高度重视临床医学硕士专业学位研究生培养与住院医师规范化培训衔接工作，切实履行主体责任。各部门要加强领导，明确职责，密切协同，做好相关政策解读与宣传，把各项工作落到实处。开展临床医学硕士专业学位研究生教育的院校，要切实加强责任担当，不断深化研究生教育教学改革，积极推进临床医学硕士专业学位研究生培养与住院医师规范化培训的有机衔接，同时密切关注学生思想动态，加强教育引导和政策解读，及时消除学生疑虑，维护良好的教育教学秩序。培训基地要积极配合有关方面做好临床医学硕士专业学位研究生培养与住院医师规范化培训的相关衔接工作。

二、2020年之前，对具有临床医学专业学位研究生学历的人员，除当地省级卫生计生、中医药管理部门另有专门规定之外，医疗机构不能将取得住院医师规范化培训合格证书作为人员招聘的必备条件。

三、2015年及以后入学的临床医学硕士专业学位研究生，其培养要求按照国务院学位委员会《关于印发临床医学、口腔医学和中医硕士专业学位研究生指导性培养方案的通知》（学位〔2015〕9号）精神执行。

2015年以前入学的在读临床医学硕士专业学位研究生，按照自愿申请的原则，由所在院校依据培养方案和实际培养过程，对研究生在读期间的临床经历、培养内容出具书面证明，由省级卫生计生、中医药、教育管理部门共同审核。经审核，在读期间完成住院医师规范化培训相关要求并且达到结业考核报考条件者，可按照规定参加院校所在地的住院医师规范化培训结业考核；在读期间不符合结业考核报考条件者，其在读期间完成的临床经历、培养内容，可计入今后接受住院医师规范化培训的时间和内容。

教育部办公厅　国家卫生计生委办公厅
国家中医药管理局办公室
2016年4月1日

第五篇

# 四川省住院医师/专科医师规范化培训政策法规

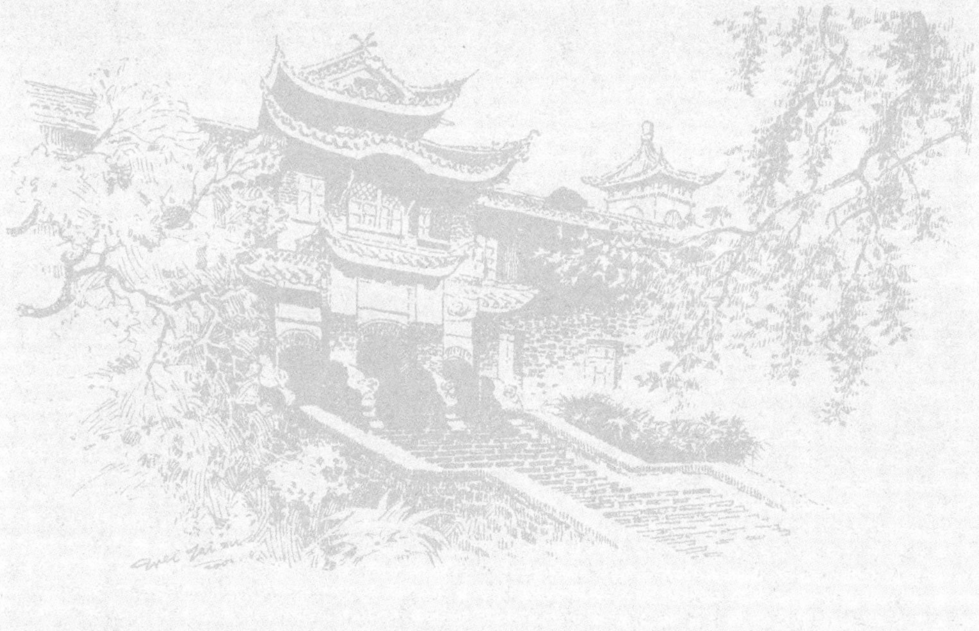

# 省卫生计生委　省中医药局
# 关于印发《四川省住院医师规范化培训管理办法（试行）》的通知

川卫发〔2016〕92号

各市（州）卫生计生委，科学城卫生计生委，省属高等医学院校，国家委在川医疗机构，委、局直属医疗机构，各住院医师规范化培训基地医院：

为贯彻落实国家卫生计生委等七部委《关于建立住院医师规范化培训制度的指导意见（国卫科教发〔2013〕56号）、国家卫生计生委《住院医师规范化培训管理办法（试行）》（国卫科教发〔2014〕49号）、国家中医药管理局《关于印发中医住院医师规范化培训实施办法（试行）等文件的通知》（国中医药人教发〔2014〕25号）、《国家卫生计生委办公厅关于印发住院医师规范化培训招收实施办法（试行）和住院医师规范化培训考核实施办法（试行）的通知》（国卫办科教发〔2015〕49号）和四川省卫生计生委等七部门《关于加快建立和完善住院医师规范化培训制度的实施意见》（川卫办发〔2014〕125号）精神，加强和规范我省住院医师规范化培训管理，省卫生计生委和省中医药管理局组织制定了《四川省住院医师规范化培训管理办法（试行）》。现印发给你们，请结合实际认真贯彻执行。

省卫生计生委　省中医药局

2016年10月28日

# 四川省住院医师规范化培训管理办法（试行）

## 第一章　总　则

**第一条**　为加强和规范我省住院医师规范化培训管理，根据国家卫生计生委《住院医师规范化培训管理办法（试行）》（国卫科教发〔2014〕49号）、国家中医药管理局《关于印发中医住院医师规范化培训实施办法（试行）等文件的通知》（国中医药人教发〔2014〕25号）、《国家卫生计生委办公厅关于印发住院医师规范化培训招收实施办法（试行）和住院医师规范化培训考核实施办法（试行）的通知》（国卫办科教发〔2015〕49号）和四川省卫生计生委等七部门《关于加快建立和完善住院医师规范化培训制度的实施意见》（川卫办发〔2014〕125号）等有关规定，结合我省实际，制定本办法。

**第二条**　住院医师规范化培训是毕业后医学教育的重要组成部分，目的是为各级医疗机构培养具有良好的职业道德、扎实的医学理论知识和临床技能，能独立、规范地承担本专业常见多发疾病诊疗工作的临床医师。

**第三条**　住院医师规范化培训对象为：

（一）拟从事临床医疗工作的高等院校医学类相应专业（指临床医学类、口腔医学类、中医学类和中西医结合类，下同）本科及以上学历毕业生；

（二）已从事临床医疗工作并获得执业医师资格，需要接受培训的人员；

（三）通过全国统一招生考试录取、攻读临床医学、口腔医学、中医硕士专业学位研究生；

（四）其他需要接受培训的人员。

## 第二章　组织管理

**第四条**　住院医师规范化培训实行统一管理、分级负责体制。充分发挥相关行业协会、专业学会和有关单位优势和作用。

**第五条** 省卫生计生（中医药）行政部门成立毕业后医学教育委员会，负责全省住院医师规范化培训的组织领导和管理监督，负责制订全省培训规划、实施方案和配套政策措施，对培训实施情况进行指导监督，建设、认定和监督管理培训基地。

**第六条** 省卫生计生（中医药）毕业后医学教育委员会下设办公室（以下简称“省毕教办”），西医、中医类别办公室分设，分别负责全省西医、中医类别住院医师规范化培训的具体业务技术建设和日常管理工作。其主要职责是：

（一）接受省卫生计生（中医药）行政部门领导和指导，贯彻落实国家及省有关住院医师规范化培训的方针、政策、决议，组织开展住院医师规范化培训各项工作；

（二）负责制订住院医师规范化培训相关管理制度、标准和规范，对培训效果进行评价；

（三）组织培训基地开展培训招收工作，对全省住院医师培训工作进行监督、检查、评估和质量监控，公布相关信息；负责组织培训基地及其专业基地的审核、认定、评估及动态管理等；

（四）根据国家考核标准和要求，建立全省住院医师规范化培训考试考核体系，组织住院医师规范化培训结业考试考核并进行检查指导；

（五）负责组织开展培训基地及协同单位住院医师规范化培训管理人员、师资培训工作；

（六）负责省级住院医师规范化培训综合信息管理网站建设、维护和信息发布等工作；负责组织完成省住院医师规范化培训的数据汇总上报；

（七）完成国家和省卫生计生（中医药）行政部门交办的其他任务。

**第七条** 各市（州）卫生计生委成立住院医师规范化培训工作领导小组，组织协调辖区内培训基地完成住院医师规范化培训工作，其职责是：

（一）贯彻落实省卫生计生（中医药）行政部门有关住院医师规范化培训文件精神，落实住院医师规范化培训的配套政策和措施；

（二）协调、整合辖区医疗卫生资源申报创建住院医师规范化培训基地，满足本辖区住院医师规范化培训需求；

（三）负责本地区住院医师规范化培训学员招收工作的统筹、协调和监督管理；

（四）协助省卫生计生（中医药）行政部门对辖区培训基地培训工作进行监督管理；协助省卫生计生（中医药）行政部门开展住院医师规范化培训考试考核的考务工作；

（五）完成省卫生计生（中医药）行政部门交办的其他相关工作。

**第八条** 培训基地接受各级卫生计生行政部门的指导监督，成立住院医师规范化培训或毕业后医学教育指导委员会，全面负责本基地培训工作。指导委员会实行主要行政负责人为培训工作第一责任人、分管院领导为具体负责人、职能部门和临床科室全面参与的协调领导机制。指导委员会下设办公室，具体承担培训招收、实施和考核及培训对象管理工作。教育培训管理职能部门有专职管理人员，专职管理人员与培训对象比例大于等于1：100。

**第九条** 各专业基地成立培训工作小组，学科主任或副主任担任组长，成员由所辖亚专科及培训相关科室专家组成，配备专兼职培训管理人员，在指导委员会的统筹管理下，健全组织管理机制，负责本专业培训工作的日常管理与监督，切实履行对培训对象的带教和管理职能，完成本专业培训任务。

## 第三章 培训基地管理

**第十条** 培训基地是承担住院医师规范化培训的医疗卫生机构。省卫生计生（中医药）行政部门根据国家相关规定和培训需求及各地培训能力，统筹规划各地培训基地数量。培训基地原则上设在三级甲等医院，并结合医疗资源实际情况和培训内容需要，将符合条件的其他三级医院和二级甲等医院作为协同单位，合理规划布局。区域内培训基地可协同协作，共同承担有关培训工作。全科医生规范化培养基地除临床基地外还应当包括基层医疗卫生机构和专业公共卫生机构。

**第十一条** 培训基地应达到《住院医师规范化培训基地认定标准（试行）》要求，经省级卫生计生行政部门组织的专家委员会或其指定的行业组织、单位认定合格。

**第十二条** 培训基地由符合条件的专业基地组成。专业基地由本专业科室牵头，会同相关科室制订和落实本专业培训对象的具体培训计划，实施轮转培训，并对培训全过程进行严格质量管理。

**第十三条** 培训基地应具备满足本专业和相关专业培训要求，数量充足，年龄、学历、职称结构合理，有可持续发展潜力的带教师资队伍。培训工作实行指导教师制，有条件的可试行导师制。每名指导教师同时带教的培训对象不超过3人。

**第十四条** 培训基地须落实培训对象必要的学习、生活条件和有关人事薪酬待遇，社会保险按国家规定办理。

**第十五条** 单位委派的培训对象（以下简称“单位人”）由培训基地、委派单位和培训对象三方签订委托培训协议；面向社会招收的培训对象（以下称“社会人”）与培训基地签订培训协议；医学专业学位研究生由培训基地、所在院校和研究生三方签订委托培训协议。社会人的人事档案统一交四川省卫生计生人才服务中心或属地人才交流中心代管，或由本人委托有关机构按照国家相关规定进行管理。培训结束后“社会人”学员自行择业。

**第十六条** 培训基地依照《执业医师法》相关规定，组织符合条件的培训对象参加医师资格考试，协助其办理执业注册和变更手续。

**第十七条** 培训基地按照国家统一制定的《住院医师规范化培训内容与标准（试行）》和《中医住院医师规范化培训标准（试行）》，结合本单位具体情况，制订科学、严谨的培训方案，建立严格的培训管理制度并规范实施，强化全过程监管与培训效果激励，确保培训质量。

规范化培训前已取得《医师执业证书》的培训对象，应当按照有关规定填写相应规范化培训信息。培训期间尚未取得《医师执业证书》的，可在具有执业资格的带教师资指导下进行临床诊疗工作。培训期间，可依照《执业医师法》相关规定参加国家医师资格考试，取得执业医师资格后，应及时申请执业注册，可不限执业地点和执业范围，但应当按照有关规定填写相应规范化培训信息。培训结束后，根据实际情况确定执业范围和地点。依法办理相应执业注册变更手续时，《住院医师规范化培训合格证书》等同于省级以上卫生行政部门指定的业务考核机构出具的考核合格证明。

**第十八条** 省卫生计生委和省中医药管理局对培训基地、专业基地实行动态管理，每3年统一组织对培训基地进行综合评估。

## 第四章 培训招收

**第十九条** 培训招收工作以需求为导向，推动区域协同，兼顾专业均衡，遵循公开公平、双向选择、择优录取的原则，由省卫生计生（中医药）行政部门统筹协调，培训基地组织实施。

**第二十条** 省卫生计生（中医药）行政部门在招收计划剩余名额内对未被录取的申请培训人员进行调剂招收。重点补充有名额空缺的全科、儿科、精神科等紧缺专业。

**第二十一条** 培训基地每年应将新招收的学员名单报省毕教办进行学籍注册。未经注册者，不得参加全省统一组织的结业考核。

**第二十二条** 对在培训招收工作中弄虚作假的培训申请人，取消其当年报名、录取资格；对录取后无故不报到或报到后无故自行退出等情节严重者，3年内不得报名参加住院医师规范化培训。

**第二十三条** 医学硕士专业学位研究生录取后同步参加住院医师规范化培训。研究生招生、录取、学籍注册由所属高校完成，住院医师规范化培训招收和学籍注册由培训基地完成。

**第二十四条** 省卫生计生（中医药）行政部门统筹协调发达地区支援欠发达地区的住院医师规范化培训工作。培训基地开展招收工作时，在满足培训基地基本招录条件的前提下，优先招录我省四大片区医疗卫生机构临床医师。

## 第五章 培训实施

**第二十五条** 培训对象是培训基地位院医师队伍的一部分，在培训基地接受以提高职业素养及临床规范诊疗能力为主的系统性、规范化培训。培训基地负责培训档案资料管理工作。

**第二十六条** 培训年限一般为3年。在规定时间内未按照要求完成培训或考核不合格者，培训时间可顺延，顺延时间不超过3年。顺延期间费用由个人承担。

**第二十七条** 已具有医学类相应专业学位研究生学历的人员参加培训，由培训基地按照《住院医师规范化培训内容与标准（试行）》或《中医住院医师规范化培训标准（试行）》，对其进行临床工作能力测评，根据测评结果确定实际培训时间。其中硕士研究生毕业学员培训时间不少于2年，博士研究生毕业学员培训时间不少于1年。

**第二十八条**　以医学专业学位研究生在读学生身份参加住院医师规范化培训的，临床轮转按照国家卫生计生委颁布的《住院医师规范化培训内容与标准（试行）》或《中医住院医师规范化培训标准（试行）》进行，临床实际培训时间不少于33个月，达到各专业培训标准细则的要求。临床能力考核严格按照住院医师规范化培训过程考核和结业考核进行。

**第二十九条**　培训基地的协同单位是三级甲等医院（民族地区放宽到三级乙等医院）且专业基地是经省卫生计生委（省中医药管理局）批准的省级住院医师规范化培训基地的主体基地的，可独立实施培训任务。培训基地设有除此情况外的协同单位的，学员在协同单位完成培训的时间不得超过三分之一。

**第三十条**　住院医师规范化培训以培育岗位胜任能力为核心，依据住院医师规范化培训内容与标准分专业实施。培训内容包括医德医风、政策法规、临床实践能力、专业理论知识、人际沟通交流等，重点提高临床规范诊疗能力，适当兼顾临床教学和科研素养。

**第三十一条**　培训基地应加强住院医师规范化培训管理规章制度建设，注重培训过程管理和监控，成立专家督导组，建立质量监控体系，定期开展质量检查、评价与反馈。实行培训信息登记管理制度，培训基地和培训对象应当及时、准确、详实地将培训过程和培训内容记录在住院医师规范化培训登记和考核手册并妥善保存，同时将有关信息及时录入信息管理系统，作为培训考核的重要依据。

## 第六章　培训考核与颁证

**第三十二条**　住院医师规范化培训考核包括过程考核和结业考核，以过程考核为重点。过程考核由培训基地实施，结业考核全省统一实施。

**第三十三条**　过程考核合格和通过医师资格考试是参加结业考核的必备条件。培训对象申请参加结业考核，培训基地须对其过程考核进行初审合格并报省毕教办核准。

**第三十四条** 过程考核是对住院医师轮转培训过程的动态综合评价，包括日常考核、轮转考核、年度考核。内容包括医德医风、出勤情况、临床实践能力、培训指标完成情况和参加业务学习情况等方面。过程考核由培训基地依照各专业规范化培训内容和标准，严格组织实施。

**第三十五条** 结业考核包括理论考试和临床实践能力考核。结业考核原则上每年6月底前完成，省卫生计生委和省中医药管理局提前公布考核工作安排。

**第三十六条** 未通过临床实践能力考核、理论考试或其中任一项者，可申请参加次年结业考核。学员结业当年起3年（含）内未通过结业考核者，如再次申请结业考核，需重新参加住院医师规范化培训，培训相关费用由个人承担。

**第三十七条** 省卫生计生委和省中医药管理局对通过住院医师规范化培训结业考核的培训对象，颁发统一制式的《住院医师规范化培训合格证书》（样式附后）。

## 第七章 培训保障

**第三十八条** 建立政府投入、基地自筹、社会支持的多元投入机制。政府对按规划设置的培训基地基础设施建设、设备购置、教学实践活动以及面向社会招收和单位委派的培训对象给予必要补助，中央和省级财政通过专项转移支付予以适当支持。鼓励企业、个人和其他社会力量通过捐赠、设立奖学金等形式参与住院医师规范化培训。

**第三十九条** 培训经费使用按专款专用方式管理。

**第四十条** 培训对象是培训基地住院医师队伍的一部分，应遵守培训基地有关管理规定，并依照规定享受相关待遇。

**第四十一条** 保证最低收入。社会人学员由培训基地视其年级层别、学历层次、执业资格取得情况、培训表现和临床工作考核结果等因素综合确定其收入标准并承担全部补助。社会人学员第一学年培训期间，最低现金性年收入不得低于培训基地在岗同级人员平均收入水平且不得低于每年中央财政补助到基地的人头经费标准。第二学年、第三学年现金性年收入不得低于第一学年标准，并且视其执业资格取得情况予以逐年提高。培训基地要解决社会人学员社会保障，社会保险按国家规定办理。单位人学员培训期间原人事（劳动）、工资关系不变，其他收入及福利待遇按委派机构与培训基地签订的委托培训协议约定条款执行，若委派机构发放收入低于培训基地在岗同级人员平均水平的，差额部分由培训基地补齐，补齐的最低年标准不得低于中央财政补助到基地的人头经费标准的1/2。培训基地要以适宜方式不断改善和提高培训学员收入水平。省卫生计生行政部门根据实际可在年度资金管理方案中调整学员收入水平。

**第四十二条**　对参加全科、儿科、精神科三个紧缺专业规范化培训的社会化学员，其收入标准须至少高于其他专业同类培训对象中央补助经费的20%。具体浮动标准由培训基地制订。定向医学生（本科）参加全科住院医师规范化培训学员除委派单位发放的工资及其他福利待遇外，培训基地发放的最低年现金性年收入不得低于中央财政补助到基地的人头经费标准的2/3。

**第四十三条**　培训基地应为社会化学员和定向医学生（本科）参加全科住院医师规范化培训学员提供免费住宿或住宿补贴。委培学员住宿由培训基地和委派单位协商解决。

**第四十四条**　支持教学活动。培训基地要建立教学津补贴制度，对承担教学及教学管理任务的师资予以补助，教学津补贴不纳入本单位绩效工资总额核计。具体补助办法及教学津补贴标准由培训基地制订。

**第四十五条**　按照国家财政部、国家卫生计生委规定，具有医学专业硕士学位研究生身份的培训对象规范化培训期间的待遇按照国家研究生教育有关规定执行，鼓励培训基地以各种方式给予激励。

**第四十六条**　继续执行《关于加强卫生人才队伍建设的实施意见》（川卫办发〔2010〕621号）有关规定，把取得《住院医师规范化培训合格证书》作为临床医学专业中级技术岗位聘用的条件之一。住院医师规范化培训合格者到基层医疗卫生机构工作，可提前1年参加全国卫生专业技术中级资格考试，同等条件下优先聘用。培训对象到基层实践锻炼的培训时间，可计入本人晋升中高级职称前到基层卫生单位累计服务年限。申请个体行医，在符合规定条件的前提下，卫生计生行政部门应当予以优先，并逐步将取得《住院医师规范化培训合格证》作为必备条件。

## 第八章 附 则

**第四十七条** 本办法自印发之日起施行。原《四川省卫生厅关于印发四川省专科医师培训试点工作实施方案的通知》川卫发〔2007〕5号）和《四川省卫生厅关于印发〈四川省普通专科医师培训管理办法（试行）〉的通知》（川卫办发〔2008〕245号）同时废止。

**第四十八条** 本办法由四川省卫生计生委和四川省中医药管理局负责解释。

# 四川省卫生和计划生育委员会<br>关于印发《四川省住院医师规范化培训基地管理实施细则（试行）》等5个实施细则的通知

川卫发〔2016〕93号

各市（州）卫生计生委，科学城卫生计生委，省属高等医学院校，国家委在川医疗机构，委直属医疗机构，各住院医师规范化培训基地医院：

为贯彻落实国家卫生计生委《住院医师规范化培训管理办法（试行）》（国卫科教发〔2014〕49号）、四川省卫生计生委等七部门《关于加快建立和完善住院医师规范化培训制度的实施意见》（川卫办发〔2014〕125号）和四川省卫生计生委、四川省中医药管理局《关于印发四川省住院医师规范化培训管理办法试行）的通知》（川卫发〔2016〕92号）精神，进一步促进工作规范化，提升培训质量，我委组织制定了《四川省住院医师规范化培训基地管理实施细则（试行）》、《四川省住院医师规范化培训招收管理实施细则（试行）》、《四川省住院医师规范化培训考核管理实施细则（试行）》、《四川省住院医师规范化培训师资管理实施细则（试行）》、《四川省住院医师规范化培训学员管理实施细则（试行）》。现印发给你们，请结合实际认真贯彻执行。

四川省卫生和计划生育委员会

2016年10月28日

# 四川省住院医师规范化培训考核管理实施细则（试行）

## 第一章　总　则

**第一条**　为加强我省住院医师规范化培训考核管理，确保住院医师规范化培训考核工作公平公正、科学有效，根据国家卫生计生委《住院医师规范化培训考核实施办法（试行）》和《四川省住院医师规范化培训管理办法（试行）》，制定本实施细则。

**第二条**　住院医师规范化培训考核包括过程考核和结业考核两部分，目的是评估培训对象是否达到国家卫生计生委颁布的《住院医师规范化培训内容与标准（试行）》规定的要求。

**第三条**　住院医师规范化培训考核工作实行分级管理。

## 第二章　职责分工

**第四条**　四川省卫生计生行政部门负责全省住院医师规范化培训考核工作的统一领导，根据本省医师队伍建设规划确定每年的结业考核合格率。

**第五条**　四川省卫生和计划生育委员会毕业后医学教育办公室（以下简称“省毕教办”）负责制定考核实施方案，遴选建设考核基地，组建和培训管理人员及考官队伍，组织实施结业考核，公布考核结果，管理监督考核工作。

**第六条**　市州卫生计生行政部门负责协助完成本辖区住院医师规范化培训结业考核管理工作。

**第七条**　培训基地负责组织实施过程考核，协助完成结业考核；负责考核基地和考核专家的申报。

## 第三章　过程考核

**第八条**　过程考核是对培训对象在培训期间临床胜任力与职业素养的动态评价，由培训基地组织实施，主要包括日常考核、轮转考核、年度考核，内容包括医德医风、临床职业素养、出勤情况、临床实践能力、培训指标完成情况和参加业务学习情况等方面。培训基地按照《住院医师规范化培训内容与标准（试行）》的规定，严格组织实施。

**第九条**　日常考核：由培训指导老师负责。对培训人员日常的临床工作量、收治病种及例数、技能操作、病历书写等方面进行考核，并将考核结果记录在《四川省住院医师规范化培训考核登记手册》中，严格按照手册相关要求落实。

**第十条**　轮转考核：包括日常综合测评和出科考试。日常综合测评包括临床工作能力、医德医风、考勤纪律、职业态度和团队合作精神等内容；出科考试分为专业理论考试和临床技能考核。完成规定的三级学科轮转培训，培训对象认真填写培训情况并做出个人小结。出科前由专业基地住院医师规范化培训考核小组对培训人员进行日常综合测评和出科考试，并将考核结果记录在《四川省住院医师规范化培训考核登记手册》中。轮转考核不合格者，可有一次补考机会，若补考仍不合格，须根据实际情况延期、补训或重修该学科。

**第十一条**　年度考核：完成每一年度的培训后，由培训基地住院医师规范化培训管理职能部门组织全院统一的年度考核，并将综合评定结果记录在《四川省住院医师规范化培训考核登记手册》中。年度考核不合格者，培训时间顺延一年。

## 第四章　结业考核

**第十二条**　结业考核是衡量培训整体效果的结果性综合评价，由省毕教办组织实施，包括专业理论考试和临床实践能力考核两部分。

**第十三条**　专业理论考试主要评价培训对象综合运用临床基本知识、经验，安全有效规范地从事临床诊疗活动的能力，原则上采用人机对话形式进行，考核试题按照国家规定从相应的考核题库中抽取。临床实践能力考核主要检验培训对象是否具有规范的临床操作技能和独立处理本专业常见多发疾病的能力，采取模拟操作或临床操作组成的客观结构化考核形式进行。

**第十四条** 取得《医师资格证书》且培训过程考核合格，是申请参加结业考核的必备条件。

**第十五条** 考核申请人应按省毕教办要求提供有关报名材料。培训基地对报名材料进行初审后报省毕教办核准，省毕教办及时将审核结果通知培训基地，再由培训基地通知考核申请人。

**第十六条** 专业理论考试由省毕教办统一组织实施，学员按照准考证上生成的时间和地点参加人机对话考试。

**第十七条** 临床技能考核在省毕教办认定的考核基地进行，以国家卫生计生委《住院医师规范化培训内容与标准（试行）》中要求的技能为考核范围，按培训专业分类进行。

**第十八条** 结业考核原则上每年6月底前完成，考核时间、地点和相关事宜以省毕教办考核通知为准。

**第十九条** 承担结业考核任务的考官应当具有高级专业技术职称和住院医师规范化培训指导带教经历，通过省毕教办组织的考官培训并取得资质。

## 第五章 结果评定与使用

**第二十条** 专业理论考试和临床实践技能考核均合格者，由省卫生计生委颁发国家统一制式的《住院医师规范化培训合格证书》。

**第二十一条** 省毕教办每年6月底前公布结业考核结果，学员对考核结果有异议者，可于结果公布之日起5个工作日内通过培训基地提出复核申请。复核工作由省毕教办负责。

**第二十二条** 当年未通过临床实践能力考核、专业理论考试或其中任一项者，可申请参加次年结业考核，有3次补考机会。已合格成绩3年（含3年）内有效。

3年（含3年）内未通过结业考核者，如再次申请结业考核，需重新参加住院医师规范化培训，培训相关费用由个人承担。

## 第六章 监督管理

**第二十三条** 对培训考核中违纪违规行为的处理，参照《医师资格考试违纪违规处理规定》有关精神执行。

**第二十四条**　省卫生计生委对在培训考核工作中有违纪违规行为的培训基地或考核基地，给予通报批评和限期整改的处理，情节严重的取消其培训基地或考核基地资格。对有关当事工作人员，根据情节轻重，提请其上级主管部门、单位根据有关规定予以相应处分。

**第二十五条**　因疾病等特殊原因不能参加结业考核的，需提交相应证明材料，经省毕教办审核同意，可顺延一年参加结业考核。

## 第七章　附　则

**第二十六条**　本细则自发布之日起施行。

**第二十七条**　本细则由四川省卫生计生委负责解释。

# 四川省住院医师规范化培训学员管理实施细则（试行）

## 第一章　总　则

**第一条**　为保证住院医师规范化培训质量，全面提高临床医师的专业技能素质，根据《四川省住院医师规范化培训管理办法（试行）》精神，制定本实施细则。

**第二条**　本实施细则适用于我省行政区域内的住院医师规范化培训学员管理工作。

## 第二章　组织管理

**第三条**　四川省卫生和计划生育委员会毕业后医学教育委员会办公室（下称“省毕教办”）负责制定全省住院医师规范化培训学员管理的指导和监督培训基地学员管理实施情况，负责学员学籍注册，审批学员学籍异动，监督学员保障落实情况等。

**第四条**　市（州）卫生计生行政部门负责落实本地区住院医师规范化培训学员管理的配套政策和措施，处理学员的投诉及监督学员权益保障。

**第五条**　培训基地负责本基地学员的日常管理工作，包括提交学员学籍注册、学籍异动材料，保障学员权益，实施学员奖励与惩罚等。

## 第三章　身份与保障

**第六条**　学员按身份类型分为三类：面向社会招收的培训对象（以下简称“社会人学员”）、单位委派的培训对象（以下简称“单位人学员”）及我省医学院校当年招收的医学类相应专业（指临床医学类、口腔医学类，下同）硕士专业学位研究生与住院医师规范化培训衔接的对象（以下简称“研究生衔接学员”）。其中，单位人学员分为本单位委派学员和外单位送培学员。

**第七条**　农村订单定向免费医学生属于单位人学员，其委派机构为其定向服务的基层医疗卫生机构。

**第八条**　社会人学员需与培训基地签订培训协议。外单位送培学员需与委派单位、培训基地三方签订委托培训协议。研究生衔接学员需与学位培养单位、培训基地签订三方协议。协议中需明确规定各方责权利。

**第九条**　社会人学员的人事档案统一四川省卫生计生委人才服务中心或属地人才交流中心代管，或由本人委托有关机构按照国家相关规定进行管理。单位人学员的人事档案由其所在单位管理，研究生衔接学员的人事档案按国家对研究生有关规定，由其学位培养单位管理。

**第十条**　学员收入指培训期间由培训基地（单位人学员还包括其委派机构）所发放的经济性获得的总和，包括基本工资、保险、生活（住房）补助、绩效奖励、符合政策的其他收入等。学员收入由培训基地根据其年级层别、学历层次、执业资格取得情况、临床工作表现和考核结果等因素，确定标准并发放。

**第十一条**　为保障学员的基本权益，培训基地要保证学员最低收入。社会人学员由培训基地承担全部补助。社会人学员第一学年培训期间，最低现金性年收入不得低于培训基地在岗同级人员平均收入水平且不得低于每年中央财政补助到基地的人头经费标准。第二学年、第三学年现金性年收入不得低于第一学年标准，并且视其执业资格取得情况予以逐年提高。培训基地要解决社会人学员社会保障，社会保险按国家规定办理。单位人学员培训期间原人事（劳动）、工资关系不变，其他收入及福利待遇按委派机构与培训基地签订的委托培训协议约定条款执行，若委派机构发放收入低于培训基地在岗同级人员平均水平的，差额部分由培训基地补齐，补齐的最低年标准不得低于中央财政补助到基地的人头经费标准的1/2。研究生衔接学员培训期间的待遇按国家对研究生有关规定执行，培训基地根据实际应给予一定补助，补助标准自行制定。培训基地要以适宜方式不断改善和提高培训学员收入水平。省卫生计生行政部门根据实际可在年度资金管理方案中调整学员收入水平。

**第十二条**　对参加全科、儿科、精神科三个紧缺专业规范化培训的社会化学员，其收入标准须至少高于其他专业同类培训对象中央补助经费的20%。具体浮动标准由培训基地制订。定向医学生（本科）参加全科住院医师规范化培训学员除委派单位发放的工资及其他福利待遇外，培训基地发放的最低年现金性年收入不得低于中央财政补助到基地的人头经费标准的2/3。

**第十三条** 培训基地应为社会化学员和定向医学生（本科）参加全科住院医师规范化培训学员提供免费住宿或住宿补贴。委培学员住宿由培训基地和委派单位协商解决。

**第十四条** 在规定时间内未按照要求完成培训或考试不合格者，培训时间可顺延，顺延时间一般不超过3年。顺延期间培训费用由学员个人承担。

**第十五条** 取得住院医师规培合格证书并符合申请学位条件者，可按国务院学位委员会《关于印发临床医学、口腔医学和中医硕士专业学位研究生指导性培养方案的通知》（学位〔2015〕9号）中有关规定申请同等学力认定。

## 第四章 学籍管理

**第十六条** 学籍注册。每年9月15日前，培训基地需向省毕教办上报本年度招收学员信息，由省毕教办统一注册，建立学员学籍档案。未建学籍档案者，不得参加结业考试。

**第十七条** 学籍异动。学籍异动分为专业基地间异动、培训基地间异动、退出培训及延期培训四方面。每月初5个工作日内，培训基地应处理并向省毕教办上报上月学员学籍异动情况。

**第十八条** 专业基地间异动指学员变更其培训专业，不变更培训基地。

（一）学员只能在其学籍注册后三个月内申请变更专业基地，整个培训期间仅可变更一次。学员变更培训专业，自备案之日起，重新计算培训时间，原专业培训时间清零，超出原培训周期应结业时间的视为延期培训处理。

（二）变更程序：学员提交变更申请—原专业基地和拟接收的专业基地同意—培训基地备案—省毕教办审核批准。

（三）培训基地需提交以下资料备案：学员转专业基地申请书、培训基地出具的学员转基地同意函、外单位送培学员还需提供委派单位出具的同意函。

**第十九条** 培训基地间异动指学员申请变更其培训基地。

（一）异动学员经省毕教办审核同意后，其在原培训基地已完成的时间可计入培训总时间，由接收培训基地安排轮转计划。

（二）变更程序：学员提交变更申请—原培训基地同意转出，并出具学员已完成培训量的相关证明—拟接收的培训基地同意接收—省毕教办审核批准。

（三）拟接收的培训基地需提交以下资料至省毕教办：学员转培训基地申请书；原培训基地出具的学员转出同意函、学员已完成轮转专业、培训量和考核成绩证明；拟接收的培训基地出具的接收同意函；外单位委培学员还需提供委派单位出具的同意函。

（四）省外转入的学员，还需提供学员转出培训基地所在省（市）卫生计生行政部门批准其为住院医师规范化培训基地的文件（复印件）和学员毕业证（复印件）各1份；省外转入学员经省毕教办审核同意后，只能在每年度新招收学员统一注册时间注册学籍并计算培训时间。

（五）省内转出省外的学员，培训基地只需提供学员转培训基地申请书和学员转出同意函至省毕教办审核。

**第二十条**　退出培训指退出住院医师规范化培训。

（一）在培训期间考取临床医学、口腔医学硕士专业学位研究生的学员，应向培训基地申请退出培训，由培训基地报省毕教办备案。该类人员进入专业学位研究生培养阶段后，须重新进行住院医师规范化培训学籍注册。若研究生培养专业与原住院医师规范化培训专业相同的其重新注册后参加住院医师规范化培训的时间，由学位培养点培训基地进行临床能力测试后确定；若研究生培养专业与原住院医师规范化培训专业不同，则此前完成的培训内容不予认定，须重新培训。

（二）其余原因退出培训者，经所在培训基地上报并由省毕教办审查备案后，自备案之日起，三年内不得再次报考本省住院医师规范化培训。

（三）变更程序：学员提交退培申请—培训基地同意函并报省毕教办备案。

（四）培训基地需提供以下资料备案：学员退出培训申请书；具有相应学位授予资格的单位出具的本年度临床医学、口腔医学硕士专业学位研究生录取通知书（复印件）；培训基地出具的学员退出培训同意函；外单位送培学员还需提供其委派机构提供的同意学员退出培训函。

**第二十一条**　延期培训指学员未能在规定时间内取得住院医师规范化培训合

格证书。

（一）分为以下两种情况：

1. 因各类原因未能在应结业当年5月底前完成规定的培训量者，学员应补齐培训量方能申请参加结业考核，超出时间计为延期培训时间，延期培训费用由学员个人承担。

2. 已完成规定培训任务但未通过结业考核者，学员可按照《四川省住院医师规范化培训考核管理实施细则》中相关规定参加补考；延期培训学员是否需要继续参加培训，按其所在培训基地相关规定执行。

（二）学员延期培训时间不得超出三年，超出后需重新参加培训。

（三）变更程序：学员提交延期申请—培训基地审核向省毕教办备案。

（四）培训基地需提供以下资料备案：学员延期培训申请书；培训基地出具的学员延期培训同意函；外单位委培学员还需提供其委派机构提供的同意学员延期培训函。

## 第五章　权利与义务

**第二十二条**　学员权利：

（一）学员与培训基地签订培训协议，享有协议规定的相应权利；

（二）学员档案按本细则规定管理；

（三）培训期间根据国家现行法律、法规的有关规定，学员享受培训基地或送培医院的相关待遇；

（四）学员可参加培训基地的各项教学活动，使用培训基地提供的医疗设备设施及临床技能培训器材；

（五）培训期间，培训基地可依照《执业医师法》相关规定组织学员参加国家医师资格考试，学员取得执业医师资格后，应及时申请执业注册，可不限执业地点和执业范围，但应当按照有关规定填写相应的规范化培训信息。学员注册后以住院医师身份参加培训基地临床医疗工作；

（六）学员对培训基地给予的处分或处理有异议时，可依级向培训基地所属卫生计生行政部门提出申诉；

（七）学员完成培训任务且结业考核合格者，取得《住院医师规范化培训合

格证书》

**第二十三条**　学员义务：

（一）遵守国家法律、法规，认真学习卫生相关法律法规，强化依法执业意识；

（二）遵守医德医风规范，培养良好的服务意识和服务态度，尊敬指导老师；

（三）遵守培训基地的各项规章制度，严格执行培训基地的管理规定和诊疗流程，避免医疗差错、纠纷、事故的发生；

（四）培训学员在未取得执业资格之前，履行见习医师的工作职责；

（五）努力学习，扎实工作，按照培训标准完成培训任务，及时、如实、准确地填写培训手册；

（六）完成培训基地组织的临床理论考试、实践技能考核和其他相关考试考核。

## 第六章　奖励与处罚

**第二十四条**　社会人学员培训期间的教育和管理由培训基地负责，单位人学员由培训基地和送培单位共同负责，研究生衔接学员由学位培养单位、培训基地共同负责。培训基地应本着实事求是的原则，慎重恰当处理。

（一）培训基地建立优秀学员评选制度，对优秀者给予表彰。

（二）培训基地依据国家有关法律法规，制定学员处罚制度。

培训基地处罚单位人学员、研究生衔接学员后，处罚结果还需通知其委派机构。其中，学员培训期间凡有下列情形之一，培训基地可解除培训协议：

1. 违反国家法律，构成犯罪的；

2. 培训期间发生严重医疗事故，学员负有主要责任的；

3. 违反培训基地规章制度，严重干扰临床工作，造成严重后果的；

4. 本人申请停止培训的。

**第二十五条**　培训基地解除学员培训协议的需上报省毕教办备案。

## 第七章　附　则

**第二十六条**　本细则自印发之日起施行。

**第二十七条**　本细则由四川省卫生计生委负责解释。

# 四川省教育厅　四川省卫生和计划生育委员会　四川省中医药管理局关于做好临床医学、口腔医学和中医硕士专业学位研究生培养与住院医师规范化培训衔接工作的意见

川教函〔2015〕528号

各有关研究生培养单位、住院医师规范化培训基地：

为贯彻落实国家卫生计生委等7部委《关于建立住院医师规范化培训制度的指导意见》（国卫科教发〔2013〕56号）、教育部等六部门《关于医教协同深化临床医学人才培养改革的意见》（教研〔2014〕2号）、国务院学位委员会《关于印发临床医学、口腔医学和中医硕士专业学位研究生指导性培养方案的通知》（学位〔2015〕9号）的精神，现就做好临床医学、口腔医学和中医硕士专业学位研究生培养与住院医师规范化培训衔接工作提出如下意见。

一、2015年起，在川医学院校招收临床医学、口腔医学和中医硕士专业学位研究生。只招收符合医师资格考试报考条件规定专业的应届或往届本科毕业生。对于已经获得住院医师规范化培训合格证书人员原则上不得报考临床医学、口腔医学和中医硕士专业学位研究生。

二、2013、2014年入学但未纳入接轨试点项目的临床医学、口腔医学和中医硕士专业学位研究生，其毕业后参加住院医师规范化培训可减免部分培训时间，具体减免时间由住院医师规范化培训基地按照国家和省现行规定进行临床能力测试后确定。

三、在住院医师规范化培训期间考取临床医学、口腔医学和中医硕士专业学位研究生的人员，应向培训基地提出退出培训申请。培训基地依据与其入训时签订的协议予以处理，并按照省现行培训学籍管理规定，报省卫生计生委或省中医

药管理局毕业后医学教育委员会办公室备案（简称“省毕教办”）。学生需将退训同意函报所在学校备案。该类人员进入专业学位研究生培养阶段后，须重新进行住院医师规范化培训学籍注册。若研究生培养专业与原住院医师规范化培训专业相同的，重新注册后参加住院医师规范化培训的时间，由培训基地进行临床能力测试后确定；若研究生培养专业与原住院医师规范化培训专业不同，此前完成的住院医师规范化培训内容不予认可，须重新培训。

少数民族骨干计划和援藏计划两类攻读专业硕士学位人员若录取时已经取得“双证”（医师资格证和住院医师规范化培训合格证）且住院医师规范化培训合格证与报考专业一致，此类生源由招生单位向省毕教办报备，按照传统型专业学位研究生模式进行培养；若研究生培养专业与原住院医师规范化培训专业不同的，此前完成的住院医师规范化培训内容不予认可，须重新培训。

四、各医学院校按照国务院学位委员会《关于印发临床医学、口腔医学和中医硕士专业学位研究生指导性培养方案的通知》（学位〔2015〕9号）的精神制定本单位专业学位硕士研究生培养与住院医师规范化培训的具体方案，其中临床能力训练以提高临床实践能力为主，应在卫生计生行政部门公布的住院医师规范化培训基地进行。

五、临床医学、口腔医学和中医硕士专业学位研究生培养的临床轮转严格按照国家卫生计生委、国家中医药管理局统一制定的住院医师规范化培训内容与标准进行，实际培训时间应不少于33个月。住院医师规范化培训基地根据专业学位研究生三级学科培养需求，可适当增加在本三级学科的轮转时间。

六、临床医学、口腔医学和中医硕士专业学位研究生若未在规定时间内获得《医师资格证书》或《住院医师规范化培训合格证书》者，经学位授予单位批准可适当延长学习年限。毕业后三年内取得《医师资格证书》和《住院医师规范化培训合格证书》者，可回原学位授予单位申请硕士专业学位。学生在校学习期间，若培养单位具备学术学位研究生培养资质的，根据学生意愿可安排其转入学术学位研究生培养渠道，但应按照学术学位研究生的培养要求完成学位课程学习和论文答辩。

七、为保证临床实际培训时间不少于33个月，全省临床医学、口腔医学和中医硕士专业学位研究生入学时间统一安排在每年7月，住院医师规范化培训全省结业考试时间安排在每年6月初。临床医学、口腔医学和中医硕士专业学位研究生参加住院医师规范化培训全省结业考试的条件与要求按省卫生计生委、省中医药管理局规定执行。

八、临床医学、口腔医学和中医硕士专业学位研究生参加住院医师规范化培训期间的待遇按国家对研究生有关规定执行。培训基地对专业学位研究生予以补助。

九、建立健全临床医学、口腔医学和中医硕士专业学位研究生培养与住院医师规范化培训的沟通协调机制。省教育、卫生计生和中医药行政主管部门共同商议解决衔接实践过程中的相关政策问题。医学院校牵头会同住院医师规范化培训基地成立工作机构，共同做好协同培养工作。

四川省教育厅　四川省卫生和计划生育委员会

四川省中医药管理局

2015年8月28日

# 国家卫生和计划生育委员会　国务院医改领导小组办公室<br>国家发展和改革委员会　教育部　财政部　人力资源和社会保障部<br>国家中医药管理局　中国人民解放军总后勤部卫生部<br>关于开展专科医师规范化培训制度试点的指导意见

国卫科教发〔2015〕97号

各省、自治区、直辖市卫生计生委、医改领导小组办公室、发展改革委、教育厅（教委）、财政厅（局）、人力资源社会保障厅（局）、中医药管理局，新疆生产建设兵团卫生局、发展改革委、教育局、财务局、人力资源社会保障局，军队有关卫生部门：

专科医师规范化培训是毕业后医学教育的重要组成部分，是在住院医师规范化培训基础上，继续培养能够独立、规范地从事疾病专科诊疗工作临床医师的必经途径，在国际医学界有广泛共识和长期实践。我国部分地区和医院也进行了有益的探索。当前，住院医师规范化培训制度已在全国实施，抓紧构建与之紧密衔接的专科医师规范化培训制度，是深化医药卫生体制改革的重要举措，对于医教协同完善我国医师培养体系、整体提升临床医疗水平和质量、满足人民群众日益增长的医疗需求、打造健康中国具有重大意义。为加快完善我国临床医学人才培养体系，在更大范围深入探索、积累经验、形成制度，现就开展专科医师规范化培训制度试点提出如下意见，请结合本地实际认真执行。

## 指导思想、基本原则和工作目标

（一）指导思想。按照深化医药卫生体制改革的总体部署，适应临床医疗工作对专科医师队伍发展建设的需求，遵循医学教育规律和人才成长规律，立足中国国情，借鉴国际先进经验，有效衔接住院医师规范化培训，积极探索、勇于创新、扎实推进，开展专科医师规范化培训制度试点。

（二）基本原则。坚持面向临床、整体设计的原则，开展制度试点。坚持政府主导、多方参与的原则，建立体制机制。坚持统一标准、强化胜任力导向的原则，确保培训质量。坚持以点带面、逐步普及的原则，确保专科医师规范化培训制度试点工作平稳有序开展。

（三）工作目标。2016年，遴选有条件的专科启动试点工作，总结经验，完善政策，在总结评估的基础上逐步推开，力争到2020年在全国范围初步建立专科医师规范化培训制度，形成较为完善可行的组织管理体系、培训体系和有效的政策支撑体系，形成完整的毕业后医学教育制度，培养一批高素质的合格临床专科医师。

## 开展专科医师规范化培训制度试点的主要任务

（四）明确试点内涵。通过试点实践，研究完善专科医师规范化培训的专科设置、培训对象、培训基地、培训内容与标准、培训招收、培训模式、培训考核等教育培训工作要求和组织管理实施体制机制，以及相关人事待遇、经费保障、学位衔接等配套政策措施，形成更为清晰明确、严格规范、易于操作、效果良好的政策制度。

（五）设置培训专科。以疾病诊疗需求为基础，根据临床专科人才培养规律和学科发展规律，借鉴国际有益经验，在对现行临床专业设置目录和住院医师规范化培训专业目录进行深入研究论证的基础上，统一设置专科医师规范化培训专科。

（六）规定培训对象。完成住院医师规范化培训并取得合格证书，拟从事某一专科临床工作的医师或需要进一步整体提升专业水平的医师；具备中级及以上医学专业技术资格，需要参加专科医师规范化培训的医师；医学博士专业学位（指临床医学、口腔医学、中医，下同）研究生。

（七）认定培训基地。全国统一制定专科医师规范化培训基地认定标准。承担专科医师规范化培训工作的医疗机构及科室必须经过严格遴选、规范认定，具备相应的培训条件与能力。培训基地设在经过认定的条件良好的三级医疗机构，培训基地下设若干专科基地，专科基地由本专科科室牵头，会同相关轮转培训科室等组成。符合条件具有专科优势的其他有关医疗卫生机构根据需要可作为协同单位，纳入相应专科培训体系，共同承担定的培训工作。培训基地实行动态管理。

（八）做好培训招收。国务院卫生计生行政部门会同地方省级卫生计生行政部门、有关行业组织，根据行业需求、培训能力等因素，确定不同专科的培训规划和年度招收计划。培训基地依据国务院卫生计生行政部门确定的培训计划名额，遵循公开公平、双向选择、择优录取的原则，面向全国招收符合条件的培训对象参加培训，重点向中西部地区特别是集中连片特困地区倾斜。地方省级卫生计生行政部门（含中医药管理部门，下同）依据国务院卫生计生行政部门有关规定，协助做好专科医师规范化培训招收工作。

（九）规范培训模式。专科医师规范化培训以住院医师规范化培训为基础和前提。除具备中级及以上专业技术资格的临床医师外，专科医师规范化培训对象应先按有关规定接受住院医师规范化培训，并取得《住院医师规范化培训合格证书》。专科医师规范化培训以参加本专科的临床实践能力培训为主，同时接受相关科室的轮转培训和有关临床科研与教学训练。依据各专科培训标准与要求，培训年限一般为2～4年。

（十）严格培训考核。参加培训的人员在培训期间要通过基地组织的培训过程考核，培训结束后要按照规定参加全国统一的结业理论考试和临床实践能力考核。按要求完成培训并通过结业考核者颁发国家统一制式的《专科医师规范化培训合格证书》，并作为从事专科医师工作的重要条件。

## 加强专科医师规范化培训制度试点的管理

（十一）规划培训数量。国务院卫生计生行政部门会同地方省级卫生计生行政部门、有关行业组织、专科医师规范化培训基地，根据临床医疗工作对专科医师人才的需求以及试点工作需要，研究公布试点期间的专科医师规范化培训年度招收计划。加强医教协同，教育部门在设置医学博士专业学位授权点指导高校制定医、学博士专业学位研究生招生计划时，要统筹考虑专科医师岗位需求，密切与卫生计生部门的沟通协调。密切与卫生计生部门的沟通协调。

（十二）强化质量控制。探索建立以岗位胜任力为导向的专科医师规范化培训质量控制体系。严格培训标准和培训基地认定标准。建立专科医师规范化培训监测评估机制，对培训基地加强检查指导，实行动态管理，建立不合格基地退出机制。完善临床带教师资的选择、培训、激励与使用管理工作，将带教任务完成情况作为培训基地临床医师绩效考核、薪酬发放和职称晋升的重要依据。培训基地要按照培训标准和培训基地认定标准要求，完善设施条件，健全规章制度，合理配置教学资源，规范学员招收和培训过程管理，严格落实培训计划，指导培训对象完成培训任务，达到规定的培训目标要求。

## 完善专科医师规范化培训制度试点的保障措施

（十三）规范培训人员管理与待遇。参加专科医师规范化培训的人员是培训基地临床医师队伍的一部分，应遵守培训基地的有关管理规定，并依照规定享受同级同类人员相关待遇。

单位委派的培训对象，培训期间原人事（劳动）、工资关系不变，委派单位、培训基地和培训对象三方签订委托培训协议，培训基地向其发放适当生活补助。面向社会招收的培训对象与培训基地签订培训协议，其培训期间的生活补助由培训基地负责发放，标准参照培训基地同等条件专科医师工资水平确定。具有医学博士专业学位研究身份的培训对象执行国家研究生教育有关规定，培训基地可根据培训考核情况向其发放适当生活补贴。

（十四）密切教育、医疗、人事等政策衔接。专科医师规范化培训应与住院医师规范化培训紧密衔接，逐步形成一体化培训体系。推进与医学博士专业学位研究生教育有机衔接，研究生在读期间的临床培训须严格按照专科医师规范化培训标准实施，并符合相关工作要求；完成专科医师规范化培训并通过结业考核者，在符合国家学位授予要求前提下，可申请授予相应的医学博士专业学位。在符合规定条件的前提下，申请个体行医时对专科医师规范化培训合格者予以优先。在全面启动专科医师规范化培训试点的省（区、市），可将取得《专科医师规范化培训合格证书》作为临床医学专业高级技术岗位聘用的优先条件之一。

## 积极稳妥推进专科医师规范化培训制度试点工作

（十五）加强组织领导。各级政府有关行政部门、医疗卫生机构、行业组织和相关单位要高度重视专科医师规范化培训制度试点工作，将其作为深化医药卫生体制改革、医学教育改革和高层次人才培养工作改革的重大举措，切实加强组织领导。政府有关部门之间以及卫生计生系统内部要建立健全工作协调机制，制定完善有关配套政策。各有关省（区、市）应结合本地实际，有效落实专科医师规范化培训制度试点各项工作。各培训基地应健全由主要负责人牵头的培训协调领导机制，明确管理职能部门及其职责、任务，落实专科基地主任负责制，严格培训管理，落实保障措施，确保培训质量。军队专科医师规范化培训由原总后勤部统筹规划、统一实施，并做好与国家相关政策有效衔接。

（十六）发挥行业组织作用。探索建立有关行业协（学）会协助政府部门做好专科医师规范化培训制度试点的业务指导、组织实施与日常管理监督的工作机制。根据需要，可组建由有关专家和医疗卫生机构、高等医学院校、相关事业单位、行业组织和政府相关部门等多方面代表组成的专科医师规范化培训专家委员会，协助开展有关工作。

培育和加强有关行业协（学）会能力建设，根据试点工作需要，建立健全相关专业组织，承担制订培训内容与标准、认定培训基地、制订培训招收规划与计划、监督指导培训实施和专科医师资格认证等工作，逐步形成政府行政主管部门依法调控，行业组织和相关事业单位协同推进，培训基地规范实施，社会相关各方有效监督的专科医师规范化培训工作格局，并根据需要逐步扩展行业组织履职范围。

（十七）精心组织试点工作。开展专科医师规范化培训制度试点是对现行高层次临床医师培养模式、培养制度和相关管理工作的重大改革，事关广大人民群众和医师职业群体的切身利益，事关医疗卫生事业的科学发展，政策性强，涉及面广，影响深远，必须积极稳妥予以推进。2016年，国家选择若干有重大需求且条件具备的专科先行起步探索，逐步拓展。承担试点任务的各有关方面要高度重视，精心设计，严密组织，及时总结试点经验、完善相关工作，为力争到2020年在全国初步建立专科医师规范化培训制度提供有力支撑。

（十八）做好舆论宣传。各地各有关方面要充分认识此项工作的重要意义，通过多种形式加强宣传引导，为开展专科医师规范化培训制度试点营造良好的氛围，确保工作积极稳妥推进。

国家卫生和计划生育委员会　国务院医改领导小组办公室
国家发展和改革委员会　教育部　财政部　人力资源和社会保障部
国家中医药管理局　中国人民解放军总后勤部卫生部
2015年12月14日

# 四川省专科医师规范化培训管理办法（试行）

## 第一章　总　则

**第一条**　为加强和规范我省专科医师规范化培训管理，根据国家卫生计生委等八部委《关于开展专科医师规范化培训制度试点的指导意见》（国卫科教发〔2015〕97号）、四川省卫生计生委《关于开展专科医师规范化培训试点的通知》（川卫办发〔2014〕443号）等有关规定，结合我省实际，制定本办法。

**第二条**　专科医师规范化培训是毕业后医学教育的重要组成部分，目的是在住院医师规范化培训基础上，继续培养能够独立、规范地从事疾病专科诊疗工作的临床医师。

**第三条**　专科医师规范化培训对象为：

（一）完成住院医师规范化培训并取得省级及以上卫生计生行政部门颁发的《住院医师规范化培训合格证书》（临床或口腔类），拟从事某一专科临床工作的医师或需要进一步整体提升专业水平的医师；

（二）具备中级及以上医学专业技术资格（临床或口腔类），需要参加专科医师规范化培训的医师。

## 第二章　组织管理

**第四条**　专科医师规范化培训实行统一管理、分级负责体制。充分发挥相关行业协会、专业学会及有关单位优势和作用。

**第五条**　四川省卫生计生行政部门成立毕业后医学教育委员会，负责全省专科医师规范化培训的组织领导和管理监督，负责制订全省培训规划、实施方案和配套政策措施，对培训实施情况进行指导监督，认定和监督管理培训基地。

**第六条**　四川省卫生计生委毕业后医学教育委员会下设办公室（以下简称

“省毕教办”），负责全省专科医师规范化培训的具体业务技术建设和日常管理工作。其主要职责是：

（一）接受省卫生计生行政部门领导和指导，贯彻落实国家及省有关专科医师规范化培训的方针、政策、决议，组织开展专科医师规范化培训各项工作；

（二）负责制订专科医师规范化培训相关管理制度、标准和规范，对培训效果进行评价；

（三）负责组织培训基地及其专业基地的审核、认定、评估及动态管理等；组织培训基地开展培训招收工作，对全省专科医师规范化培训工作进行监督、检查、评估和质量监控，公布相关信息；

（四）根据国家考核标准和要求，建立全省专科医师规范化培训考核体系，组织专科医师规范化培训结业考核并进行检查指导；

（五）负责组织开展专科医师规范化培训管理人员、师资培训工作；

（六）负责省级专科医师规范化培训综合信息管理网站建设、维护和信息发布等工作，负责组织完成全省专科医师规范化培训数据汇总上报；

（七）完成国家卫生健康委员会和省卫生计生行政部门交办的其他任务。

**第七条**　各市（州）卫生计生行政部门成立专科医师规范化培训工作领导小组，组织协调辖区内培训基地完成专科医师规范化培训工作，其职责是：

（一）贯彻落实省卫生计生行政部门有关专科医师规范化培训文件精神，落实专科医师规范化培训的配套政策和措施；

（二）协调、整合辖区医疗卫生资源申报创建专科医师规范化培训基地，满足本辖区专科医师规范化培训需求；

（三）负责本地区专科医师规范化培训学员招收工作的统筹、协调和监督管理；

（四）协助省卫生计生行政部门对辖区培训基地培训工作进行监督管理，协助省卫生计生行政部门开展专科医师规范化培训结业考核的考务工作；

（五）完成省卫生计生行政部门交办的其他相关工作。

**第八条**　培训基地接受各级卫生计生行政部门的指导监督，成立专科医师规范化培训或毕业后医学教育指导委员会，全面负责本基地培训工作。指导委员会实行主要行政负责人为培训工作第一责任人、分管院领导为具体负责人、职能部门和临床科室全面参与的协调领导机制。指导委员会下设办公室，具体承担培训招收、实施、考核及培训对象管理工作。教育培训管理职能部门有专职管理人员，专职管理人员与培训对象比例大于等于1：100。

**第九条** 各专业基地成立培训工作小组，学科主任或副主任担任组长，成员由所辖诊疗小组及培训相关科室专家组成，配备专兼职培训管理人员，在指导委员会的统筹管理下，健全组织管理机制，负责本专业培训工作的日常管理与监督，切实履行对培训对象的带教和管理职能，完成本专业培训任务。

## 第三章 培训基地管理

**第十条** 培训基地是承担专科医师规范化培训的医疗卫生机构。承担专科医师规范化培训工作的医疗机构及科室必须经过严格遴选、规范认定，具备相应的培训条件与能力。培训基地设在经过认定的、建有省级及以上医学重点学科（专科）的三级甲等医疗机构，原则上专科医师规范化培训基地应为住院医师规范化培训基地。符合条件具有专科优势的其他有关医疗卫生机构根据需要可作为协同单位，纳入相应专科培养体系，共同承担一定的培训工作。全科专业基地除临床基地外还应当包括基层医疗卫生机构和专业公共卫生机构。

**第十一条** 培训基地应达到《专科医师规范化培训基地认定标准（试行）》要求。国家级培训基地经国家卫生健康委员会组织的专家委员会或其指定的行业组织、单位认定合格。省级培训基地经省卫生计生行政部门组织的专家委员会或其指定的行业组织、单位认定合格。

**第十二条** 培训基地由符合条件的专业基地组成。专业基地由本专业科室牵头，会同相关轮转培训科室等组成，专业基地负责制订和落实本专业培训对象的具体培训计划，实施轮转培训，并对培训全过程进行严格质量管理。

**第十三条** 培训基地应具备满足本专业和相关专业培训要求、数量充足、年龄、学历、职称结构合理、有可持续发展潜力的带教师资队伍。培训工作实行导师制，每名指导教师（导师）同时带教的培训对象不超过3人。

**第十四条** 单位委派的培训对象（以下简称“单位人”）由培训基地、委派单位和培训对象三方签订委托培训协议，明确三方权利和义务。面向社会招收的培训对象（以下称“社会人”）由培训基地和培训对象签订培训协议，明确双方权利和义务。社会人的人事档案统一交四川省卫生计生委人才服务中心或属地人才交流中心代管，或由本人委托有关机构按照国家相关规定进行管理。培训结束后社会人自行择业。

**第十五条** 培训基地依照《执业医师法》相关规定，协助培训对象办理执业注册和变更手续。

**第十六条** 培训基地按照国家和省统一制定的《专科医师规范化培训标准（试行）》，结合本单位具体情况，制订科学、严谨的培训方案，建立严格的培训管理制度并规范实施，强化全过程监管与培训效果激励，确保培训质量。

**第十七条** 省卫生计生行政部门对培训基地、专业基地实行动态管理，每3年统一组织对培训基地进行综合评估。建立不合格基地退出机制。

## 第四章 培训招收

**第十八条** 培训招收工作以需求为导向，推动区域协同，兼顾专业均衡，遵循公开公平、双向选择、择优录取的原则，由省卫生计生行政部门结合国家卫生健康委员会确定的培训计划名额统筹协调，培训基地组织实施。

**第十九条** 省卫生计生行政部门在招收计划剩余名额内对未被录取的申请培训人员进行调剂招收。重点补充有名额空缺的全科、儿科、精神科、妇产科、麻醉科等紧缺专业。

**第二十条** 培训基地每年应将新招收的学员名单报省毕教办进行学籍注册。未经注册者，不得参加全省统一组织的结业考核。

**第二十一条** 对在培训招收工作中弄虚作假的培训申请人，取消其当年报名、录取资格；对录取后无故不报到或报到后无故自行退出等情节严重者，2年内不得报名参加专科医师规范化培训。

**第二十二条** 省卫生计生行政部门统筹协调发达地区支援欠发达地区的专科医师规范化培训工作。培训基地开展招收工作时，在满足培训基地基本招录条件的前提下，优先招录我省四大片区医疗卫生机构临床医师。

## 第五章 培训实施

**第二十三条** 培训对象在培训基地接受以提高职业素养及某一专科临床诊疗

能力为主的系统性、规范化培训。培训基地负责培训档案资料的留存与管理工作。

**第二十四条** 培训年限一般为2年。在规定时间内未按照要求完成培训或考核不合格者，培训时间可顺延，顺延时间不超过2年。顺延期间费用由个人承担。

**第二十五条** 专科医师规范化培训以培养岗位胜任能力为核心，依据专科医师规范化培训细则分专业实施。培训内容包括医德医风、政策法规、临床实践能力、专业理论知识、人际沟通交流等，重点提高专科临床的规范诊疗能力，适当兼顾临床教学和科研素养。培训方式以参加本专科临床实践能力培训为主，按照国家和四川省《专科医师规范化培训标准》的要求进行培训。

**第二十六条** 培训基地应加强专科医师规范化培训管理规章制度建设，注重培训过程管理和监控，成立院级专家督导组，建立质量监控体系，定期开展质量检查、评价与反馈。实行培训信息登记管理制度，培训基地和培训对象应当及时、准确、详实地将培训过程和培训内容记录在《四川省专科医师规范化培训登记考核手册》并妥善保存，同时将有关信息及时录入信息管理系统，作为培训考核的重要依据。

## 第六章 培训师资管理

**第二十七条** 专科医师规范化培训的师资（以下简称“培训师资”）包括专科医师指导教师、教学管理师资和专科医师导师。

**第二十八条** 培训师资应接受相关部门组织的师资培训并取得师资合格证书。省毕教办负责开展师资省级培训，培训后考核合格者，由省毕教办颁发师资合格证书。

**第二十九条** 专科医师指导教师需符合《专科医师规范化培训基地认定标准（试行）》的相关规定。原则上应具有硕士研究生及以上学历、副主任医师及以上专业技术职称。

教学管理师资应具有在培训基地中从事专科医师或住院医师规范化培训教学管理工作的经验。

专科医师导师从指导教师中选拔。

**第三十条** 培训基地应制订培训师资的遴选、培训、激励与使用制度，实行教学双向评价。培训基地对培训师资的个人素养、教学能力和教学管理工作效果进行年度考评，培训对象在出科考核后对师资进行满意度评价。培训基地所在医疗卫生机构应将双向评价结果作为师资评优评先、晋职晋级、绩效奖励等方面的参考依据。

## 第七章 培训考核与颁证

**第三十一条** 专科医师规范化培训考核包括过程考核和结业考核，以过程考核为重点。过程考核由培训基地实施，结业考核全省统一实施。

**第三十二条** 过程考核合格是参加结业考核的必备条件。培训对象申请参加结业考核，须经培训基地初审合格并报省毕教办核准。

**第三十三条** 过程考核是对专科医师轮转培训过程的动态综合评价，包括日常考核、轮转考核、年度考核。内容包括医德医风、出勤情况、临床实践能力、培训指标完成情况和参加业务学习情况等方面。过程考核由培训基地依照各专业规范化培训内容和标准，严格组织实施。

**第三十四条** 结业考核包括理论考核和临床实践能力考核。结业考核原则上每年7月底前完成，省毕教办负责提前公布考核工作安排。

**第三十五条** 结业当年未通过临床实践能力考核、专业理论考核或其中任一项者，可申请参加次年结业考核，共有2次补考机会。已合格成绩2年（含）内有效。结业当年起2年（含）内未通过结业考核者，如再次申请结业考核，需重新参加专科医师规范化培训，培训相关费用由个人承担。

**第三十六条** 省卫生计生行政部门对通过专科医师规范化培训结业考核的培训对象，颁发统一制式的《专科医师规范化培训合格证书》。

## 第八章 培训保障

**第三十七条** 建立基地自筹、个人分担、社会支持等多元投入机制。培训基地应安排专项经费，并提供相应的教学设施和师资，保障专科医师规范化培训的实施。鼓励企业、个人和其他社会力量通过捐赠、设立奖学金等形式参与专科医师规范化培训。

**第三十八条**　培训对象是培训基地临床医师队伍的一部分，应遵守培训基地有关管理规定，并依照规定享受同级同类人员相关待遇。

**第三十九条**　保证收入水平。社会人由培训基地视其学历层次、年级层别、职称取得情况、培训表现和临床工作考核结果等因素，综合确定其收入标准并承担全部培训补助，标准参照培训基地在岗同等条件临床医生工资水平确定，社会保险按国家规定办理。委培学员培训期间原人事（劳动）、工资关系不变，除委派单位发放的工资及其他福利待遇外，培训基地应适当发放生活补助。委派单位和培训基地签订委托培训协议，单位委派的培训对象培训结束后必须回到原单位工作，培训基地不得留用。

**第四十条**　支持教学活动。培训基地可按绩效工资政策建立教学津补贴项目，将带教任务完成情况作为培训基地临床医师绩效考核、薪酬发放和职称晋升的重要依据。

**第四十一条**　对完成专科医师规范化培训取得合格证书者，全省各级医疗机构在同等条件下应优先录用。在符合规定条件的前提下，申请个体行医时，卫生计生行政部门应对专科医师规范化培训合格者予以优先。已开展专科医师规范化培训的各级医疗机构，可试点将取得《专科医师规范化培训合格证书》作为临床医学专业高级技术岗位聘用的优先条件之一。

## 第九章　附　则

**第四十二条**　本办法自2018年8月1日起施行，有效期2年。

**第四十三条**　本办法四川省卫生计生委行政部门负责解释。

第六篇

# 住院医师/专科医师规范化培训培养指南

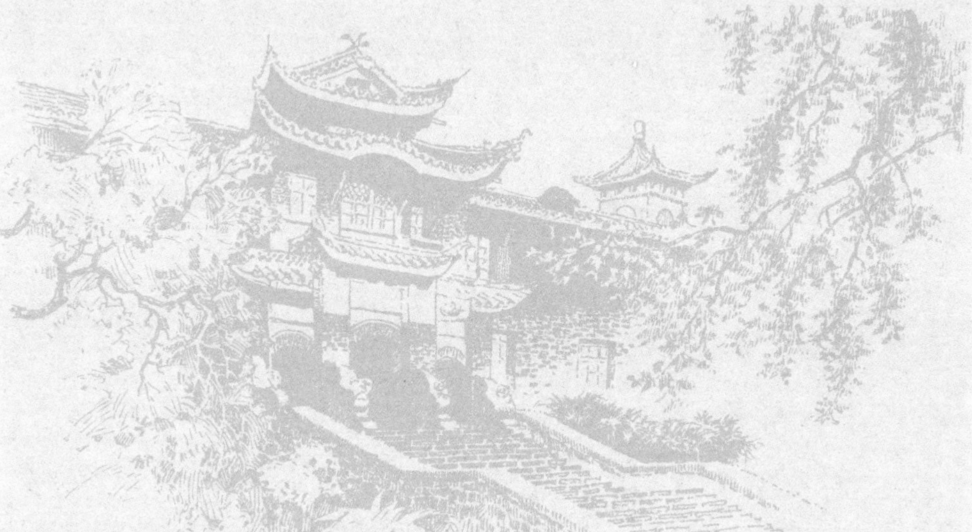

# 住院医师规范化培训培养指南

## 内科

### 必选科室，轮转时间29个月

| 轮转科室 | 轮转时间（月） |
| --- | --- |
| 心血管内科<br>（含心电图室） | 4 |
| 呼吸内科 | 3 |
| 消化内科 | 3 |
| 感染科 | 2 |
| 风湿免疫科 | 2 |
| 内科门诊（包括内科各亚专业） | 2 |
| 肾脏内科 | 2 |
| 血液内科 | 2 |
| 内分泌科 | 2 |
| 神经内科 | 2 |
| 急诊科 | 3 |
| 重症监护病房 | 2 |

## 可选科室，轮转时间4个月

| 轮转科室 | 轮转时间（月） |
|---|---|
| 医学影像科（含超声科和核医学科） | 4 |
| 老年病房 | |
| 基层实践 | |
| 皮肤科 | |
| 肿瘤内科（含放疗科） | |

# 急诊科

## 必选科室，轮转时间32个月

| 轮转科室 | 轮转时间（月） |
|---|---|
| 呼吸内科/呼吸监护室（RICU） | 2 |
| 心血管内科/心脏监护室（CCU） | 2 |
| 神经内科 | 1 |
| 消化内科 | 1 |
| 其他科室（如血液科、内分泌科、肾内科等） | 1 |
| 感染科 | 1 |
| 麻醉科 | 1 |
| 急诊科（含ECIU3～4个月；院前急救半个月） | 15 |
| 综合重症监护室（ICU） | 2 |
| 普通外科 | 1 |
| 骨科或创伤外科 | 1 |
| 神经外科 | 1 |
| 胸心外科 | 1 |
| 妇产科（急诊） | 1 |
| 医学影像科（以放射为主，可选择超声科） | 1 |

### 可选科室，轮转时间1个月

| 轮转科室 | 轮转时间（月） |
|---|---|
| 输血科 | 1 |
| 儿科 | |
| 皮肤科 | |
| 其他 | |

## 皮肤科

### 第一阶段（11个月）

| 必选科室（6个月） | | 可选科室（5个月） | |
|---|---|---|---|
| 心血管内科 | 1 | 肾脏内科 | 选择5个科室，每个科室1个月 |
| 呼吸内科 | 1 | 消化内科 | |
| 风湿免疫科 | 2 | 血液科 | |
| 急诊科 | 2 | 内分泌科 | |
| | | 感染科 | |
| | | 普通外科 | |
| | | 整形外科 | |
| | | 妇科门诊 | |
| | | 泌尿外科门诊 | |

### 第二阶段（12个月）

| 轮转科室 | 轮转时间（月） |
|---|---|
| 皮肤性病科门诊 | 5 |
| 皮肤性病（含真菌）临床检验实验室 | 1 |
| 皮肤科病房 | 6 |

### 第三阶段（10个月）

| 轮转科室 | 轮转时间（月） |
|---|---|
| 皮肤性病科门诊 | 6 |
| 皮肤病理室 | 2 |

续表

| 轮转科室 | 轮转时间（月） |
|---|---|
| 皮肤病治疗室（含光疗室） | 1 |
| 临床检验室 | 1 |

## 精神科

<table>
<tr><th>培训阶段</th><th colspan="2">轮转科室</th><th colspan="2">轮转时间（月）</th></tr>
<tr><td rowspan="4">第一阶段<br>（9个月）</td><td rowspan="2">神经内科（有条件可包括神经内科重症监护）</td><td>病房</td><td>3</td><td rowspan="2">4</td></tr>
<tr><td>门诊/急诊/神经内科等</td><td>1</td></tr>
<tr><td colspan="2">急诊科和（或）重症监护病房</td><td colspan="2">3</td></tr>
<tr><td colspan="2">心血管内科</td><td colspan="2">2</td></tr>
<tr><td rowspan="3">第二、三阶段<br>（24个月）</td><td colspan="2">精神科重症病房</td><td colspan="2">12</td></tr>
<tr><td colspan="2">精神科轻症病房或临床心理科</td><td colspan="2">6</td></tr>
<tr><td colspan="2">其他临床病房或门急诊等</td><td colspan="2">6</td></tr>
</table>

## 神经内科

| 轮转科室 | 轮转时间（月） |
|---|---|
| 神经内科 | 17 |
| 神经内科ICU或急诊室 | 4 |
| 呼吸内科 | 2 |
| 心血管内科 | 3 |
| 内分泌科 | 1 |
| 神经外科 | 2 |
| 神经病理科 | 1 |
| 神经电生理室 | 2 |
| 医学影像科 | 1 |
| 精神科（有条件者可轮转） | 1 |

注：如轮转精神科 1 个月，则神经外科仅轮转 1 个月。

## 全科

| 轮转科室 | 轮转时间（月） |
|---|---|
| 内科 | 12 |
| 神经内科 | 2 |
| 儿科 | 2 |
| 外科 | 2 |
| 妇产科 | 1 |
| 急诊医学科 | 3.5 |
| 皮肤科 | 0.5 |
| 眼科 | 0.5 |
| 耳鼻咽喉科 | 0.5 |
| 感染疾病科 | 0.5 |
| 精神科 | 1 |
| 康复医学科 | 0.5 |
| 中医科 | 0.5 |
| 选修科室 | 0.5 |
| 基层实践基地 | 6 |

## 康复医学科

### 第一年（12个月）

| 轮转科室 | 轮转时间（月） |
|---|---|
| 心血管内科 | 1 |
| 呼吸内科 | 1 |
| 综合重症监护室ICU | 1 |
| 神经内科 | 2 |
| 神经外科 | 1 |
| 骨科 | 2 |
| 儿科 | 1 |
| 神经电生理及心肺运动试验 | 1 |
| 医学影像科（含超声诊断） | 1 |

续表

| 轮转科室 | | 轮转时间（月） |
|---|---|---|
| 自选 | 内分泌科 | 1 |
| | 风湿免疫科 | |
| | 老年科 | |
| | 其他 | |

## 第二、三年（21个月）

| 轮转科室 | 轮转时间（月） |
|---|---|
| 物理治疗 | 2 |
| 作业治疗、言语治疗与吞咽障碍治疗、假肢矫形器 | 2 |
| 康复门诊 | 2 |
| 自选专业 | 1 |
| 神经康复 | 5 |
| 骨科康复 | 5 |
| 内科康复 | 2 |
| 儿童康复 | 2 |

## 外科

| 轮转科室 | 轮转时间（月） | 备注 |
|---|---|---|
| 普通外科 | 16 | 在上级医师指导下门诊3个月，急诊2个月 |
| 骨科 | 6 | 在上级医师指导下门诊1个月，急诊1个月 |
| 泌尿外科 | 3 | |
| 心胸外科 | 3 | |
| 神经外科 | 2 | |
| 麻醉科 | 2 | |
| 外科重症监护室（SICU） | 1 | |

## 外科（神经外科方向）

<table>
<tr><th>轮转科室系统</th><th colspan="2">轮转科室</th><th colspan="2">轮转时间（月）</th></tr>
<tr><td rowspan="10">外科系统<br>（14个月）</td><td rowspan="4">普通外科</td><td>肝胆外科</td><td>2</td><td rowspan="4">6</td></tr>
<tr><td>胃肠外科</td><td>2</td></tr>
<tr><td>血管外科</td><td>1</td></tr>
<tr><td>疝气</td><td>1</td></tr>
<tr><td colspan="2">骨科</td><td colspan="2">3</td></tr>
<tr><td colspan="2">胸心外科</td><td colspan="2">2</td></tr>
<tr><td colspan="2">泌尿外科</td><td colspan="2">1</td></tr>
<tr><td colspan="2">麻醉科</td><td colspan="2">1</td></tr>
<tr><td colspan="2">外科重症监护治疗室（SICU）</td><td colspan="2">1</td></tr>
<tr><td rowspan="2">神经科学（4个月）</td><td colspan="2">神经内科</td><td colspan="2">3</td></tr>
<tr><td colspan="2">神经放射科</td><td colspan="2">1</td></tr>
<tr><td rowspan="5">神经外科<br>（15个月）</td><td colspan="2">脑外伤</td><td colspan="2">3</td></tr>
<tr><td colspan="2">脑肿瘤</td><td colspan="2">3</td></tr>
<tr><td colspan="2">脑血管病</td><td colspan="2">3</td></tr>
<tr><td colspan="2">脊柱脊髓</td><td colspan="2">3</td></tr>
<tr><td colspan="2">门诊、急诊</td><td colspan="2">3</td></tr>
</table>

## 外科（胸心外科方向）

| 轮转科室 | 轮转时间（月） | 备注 |
| --- | --- | --- |
| 普通外科 | 12 | 门诊、急诊各2个月 |
| 骨科 | 3 | |
| 泌尿外科 | 2 | |
| 麻醉科 | 2 | |
| 外科重症监护治疗室（SICU） | 2 | |
| 胸外科 | 6 | |
| 心血管外科 | 6 | |

## 外科（泌尿外科方向）

| 轮转科室 | 轮转时间（月） | 备注 |
|---|---|---|
| 普通外科 | 12 | 在上级医师指导下门诊3个月，急诊2个月 |
| 骨科 | 5 | 在上级医师指导下门诊1个月，急诊1个月 |
| 泌尿外科 | 9 | |
| 胸心外科 | 2 | |
| 神经外科 | 2 | |
| 麻醉科 | 2 | |
| 外科重症监护治疗室（SICU） | 1 | |

## 外科（整形外科方向）

| 轮转科室 | 轮转时间（月） | 备注 |
|---|---|---|
| 普通外科 | 15 | 在上级医师指导下门诊3个月、急诊2个月 |
| 骨科 | 6 | 在上级医师指导下门诊1个月、急诊1个月 |
| 泌尿外科 | 3 | |
| 胸心外科 | 2 | |
| 神经外科 | 1 | |
| 麻醉科 | 2 | |
| 外科重症监护治疗室（SICU） | 1 | |
| 整形外科 | 3 | |

## 骨科

| 轮转科室 | 轮转时间（月） |
|---|---|
| 放射影像科（X射线、CT、MRI各轮转1个月） | 3 |
| 普通外科 | 3 |
| 胸外科或神经外科 | 1 |
| 急诊科 | 1 |
| 麻醉科 | 2 |
| 外科重症监护室（SICU） | 1 |

续表

| 轮转科室 | 轮转时间（月） |
|---|---|
| 创伤骨科 | 6 |
| 关节与矫形外科 | 5 |
| 脊柱外科 | 4 |
| 运动医学 | 2 |
| 手外科 | 2 |
| 骨软组织肿瘤科 | 1 |
| 小儿骨科 | 1 |
| 骨科康复 | 1 |

## 儿外科（34个月）

### 第一年（成人外科部分）

<table>
<tr><th colspan="2">轮转科室</th><th colspan="2">轮转时间（月）</th></tr>
<tr><td rowspan="4">成人普通外科</td><td>肝胆外科</td><td>2</td><td rowspan="4">6</td></tr>
<tr><td>胃肠外科</td><td>2</td></tr>
<tr><td>血管外科</td><td>1</td></tr>
<tr><td>疝气</td><td>1</td></tr>
<tr><td colspan="2">成人胸心外科</td><td colspan="2">2</td></tr>
<tr><td colspan="2">成人泌尿外科</td><td colspan="2">2</td></tr>
<tr><td colspan="2">成人骨科</td><td colspan="2">2</td></tr>
</table>

### 第二、三年（小儿外科部分）

| 轮转科室 | 轮转时间（月） |
|---|---|
| 小儿普通外科 | 4 |
| 小儿骨科 | 2 |
| 小儿泌尿外科 | 2 |
| 胸心外科 | 2 |
| 小儿神经外科 | 2 |
| 新生儿外科 | 2 |

续表

| 轮转科室 | 轮转时间（月） |
| --- | --- |
| 小儿肿瘤外科 | 2 |
| 小儿麻醉科或儿科重症监护治疗室（PICU） | 1 |
| 小儿烧伤整形科 | 2 |
| 小儿医学影像科或病理科 | 2 |
| 机动 | 1 |

## 眼科

| 培训阶段 | 轮转科室 | 轮转时间（月） |
| --- | --- | --- |
| 第一年：感知期 | 神经内科 | 1 |
| | 内分泌科 | 1 |
| | 急诊科 | 1 |
| | 眼科各亚专业（门诊部、门诊治疗室、眼科急诊室）、辅助检查室（视野检查、超声扫描、超声活体显微镜检查、荧光素眼底血管造影、相干光断层扫描和眼电生理检查），以及参加眼科显微手术实验室训练 | 7 |
| 第二、三年：系统培养期 | 眼科各亚专业（白内障、角膜组、眼肌组、青光眼组、眼底病组、眼外伤、眼整形、眼眶病与眼瘤）、参加门诊和病房的手术 | 20 |
| | 基层防盲 | 2 |
| | 机动 | 1 |

## 耳鼻咽喉科

| 轮转科室 | 轮转时间（月） |
| --- | --- |
| 门诊、急诊 | 9 |
| 耳科病房 | 6 |
| 鼻科病房 | 4 |
| 咽喉科病房 | 4 |
| 头颈外科病房 | 4 |
| 综合重症监护室（ICU） | 2 |
| 急诊科 | 1 |
| 普通外科 | 1 |

续表

| 轮转科室 | 轮转时间（月） |
|---|---|
| 麻醉科 | 1 |
| 放射影像科 | 1 |

注：门诊、急诊轮转期间，如不能完成规定的气管异物等培训要求（如硬性支气管镜检查、异物取出术5例），可提出申请并由培训基地负责联系安排到儿童医院接受短期专项培训。除了上述科室，还可以根据医院及住院医师个人情况，选择轮转病理科、心血管内科、神经内科、神经外科及胸心外科等。轮转的目的与要求不做统一规定。

## 麻醉科

| 轮转科室类别 | 轮转科室 | 轮转时间（月） |
|---|---|---|
| 非麻醉科室（6个月） | 普通外科、神经内科、神经外科、胸心外科、呼吸内科、心血管内科、内分泌科、儿科、急诊科、心电图室、影像科，任选2～3个科室，各轮转2～3个月） | 6 |
| 麻醉学亚专业 | 普通外科麻醉 | 3 |
| | 骨科麻醉 | 1 |
| | 泌尿外科麻醉 | 1 |
| | 眼科和耳鼻咽喉科麻醉 | 2 |
| | 口腔外科麻醉 | 1 |
| | 神经外科麻醉 | 2 |
| | 胸心血管外科麻醉 | 3 |
| | 妇产科麻醉 | 2 |
| | 小儿外科麻醉 | 3 |
| | 门诊和手术室外麻醉 | 1 |
| | 麻醉恢复室 | 1 |
| | 疼痛治疗（疼痛门诊和疼痛病房） | 4 |
| | 综合重症监护室（ICU） | 3 |

## 临床病理科

| 轮转科室 | 轮转时间（月） |
|---|---|
| 临床科室：包括放射影像、超声诊断 | 3（第一年） |
| 病理技术：包括病理标本检查和档案管理、常规制片室、免疫组化室、分子病理室或电镜室 | 3（第一年） |
| 组织病理诊断和（或）分子病理诊断 | 24 |
| 细胞学技术及诊断 | 3 |

## 检验医学科

| 轮转科室类别 | 轮转科室 | 轮转时间（月） |
|---|---|---|
| 临床科室轮转（11个月） | 心血管内科 | 2 |
| | 肾脏内科 | 2 |
| | 呼吸内科 | 2 |
| | 消化内科 | 2 |
| | 内分泌科 | 2 |
| | 血液科 | 1 |
| 检验专业轮转（共22个月） | 临床体液血液检验专业 | 6 |
| | 临床免疫学专业 | 4 |
| | 临床化学专业 | 4 |
| | 临床微生物学专业 | 5 |
| | 临床细胞分子遗传学专业 | 3 |

## 放射科

| 培训阶段 | 轮转科室 | 轮转时间（月） |
|---|---|---|
| 第一阶段（15个月） | 放射科［神经（含头颈）呼吸循环、消化泌尿（含生殖）及骨关节各2个月，介入组1个月］ | 9 |
| | 超声医学科 | 3 |
| | 核医学科 | 3 |
| 第二阶段 | 放射科 | 18 |

注：第二阶段在放射科轮转：在本专业的头颈和中枢神经系统、呼吸和循环系统、消化及泌尿生殖系统、骨关节系统和介入诊疗5个专业组内轮转，每个专业组培训时间为3～4个

月。也可根据基地安排，按照X射线普放、X射线造影、CT、MRI、介入的轮转方式轮转放射影像学专业，每个专业组培训时间为3～4个月。

## 超声医学科

<table>
<tr><th colspan="2">轮转科室</th><th colspan="2">轮转时间（月）</th></tr>
<tr><td rowspan="6">超声医学科</td><td>腹部</td><td>6</td><td rowspan="6">22</td></tr>
<tr><td>心脏</td><td>4</td></tr>
<tr><td>妇产</td><td>5</td></tr>
<tr><td>浅表器官</td><td>3</td></tr>
<tr><td>周围血管</td><td>3</td></tr>
<tr><td>介入超声</td><td>1</td></tr>
<tr><td colspan="2">放射科</td><td colspan="2">4</td></tr>
<tr><td colspan="2">核医学科</td><td colspan="2">1</td></tr>
<tr><td colspan="2">临床科室</td><td colspan="2">6</td></tr>
</table>

## 核医学科

<table>
<tr><th>培训阶段</th><th colspan="2">轮转科室</th><th>轮转时间（月）</th></tr>
<tr><td rowspan="5">第一阶段（第1～6个月）</td><td colspan="2">内分泌科</td><td>2</td></tr>
<tr><td colspan="2">肿瘤科</td><td>2</td></tr>
<tr><td>心血管内科</td><td rowspan="3">任选其一</td><td rowspan="3">2</td></tr>
<tr><td>呼吸科</td></tr>
<tr><td>神经内科</td></tr>
<tr><td rowspan="2">第二阶段（第7～16个月）</td><td colspan="2">放射影像诊断专业组（神经、骨关节组各1个月，胸部、腹部组各1.5个月）</td><td>5</td></tr>
<tr><td colspan="2">核医学科（高活性室1个月，体外分析1个月，核素治疗和功能测定1个月，SPECT或SPECT/CT2个月）</td><td>5</td></tr>
<tr><td rowspan="2">第三阶段（第17～33个月）</td><td colspan="2">放射影像诊断（神经组1个月，胸部、腹部组各2个月）</td><td>5</td></tr>
<tr><td colspan="2">核医学科［技术组1个月，SPECT或SPECT/CT5个月，核素治疗和功能测定3个月，PET（含符合线路）或PET/CT3个月］</td><td>12</td></tr>
</table>

## 放射肿瘤科

<table>
<tr><th colspan="2">轮转科室</th><th>轮转时间（月）</th></tr>
<tr><td rowspan="4">普通内科<br>（6个月；任选3个亚专业，每个专业轮转2个月）</td><td>心血管内科</td><td>2</td></tr>
<tr><td>呼吸内科</td><td>2</td></tr>
<tr><td>消化内科</td><td>2</td></tr>
<tr><td>感染科</td><td>2</td></tr>
<tr><td colspan="2">综合重症监护室（ICU）/急诊科</td><td>2</td></tr>
<tr><td rowspan="3">肿瘤基础<br>（8个月）</td><td>影像诊断科</td><td>2</td></tr>
<tr><td>病理科</td><td>2</td></tr>
<tr><td>肿瘤内科</td><td>4</td></tr>
<tr><td colspan="2">普通外科/肿瘤外科/妇科</td><td>3</td></tr>
<tr><td colspan="2">放射治疗科</td><td>14</td></tr>
</table>

## 助理全科

<table>
<tr><th>培训内容</th><th>轮转科室</th><th>轮转时间<br>（周/学时）</th></tr>
<tr><td rowspan="14">临床培训<br>（82周）</td><td>内科（心血管8周，呼吸6周，消化6周，内分泌代谢6周，泌尿4周，血液2周，风湿免疫2周；其中内科门诊时间不少于5周）</td><td>34（周）</td></tr>
<tr><td>神经内科（其中门诊不少于2周）</td><td>8（周）</td></tr>
<tr><td>急诊急救（院内急救和院前急救）</td><td>10（周）</td></tr>
<tr><td>外科</td><td>6（周）</td></tr>
<tr><td>妇产科（计划生育咨询1周，妇科门诊2周，产科门诊1周，产房1周，产科病房1周）</td><td>6（周）</td></tr>
<tr><td>儿科（门诊2周，病房2周）</td><td>4（周）</td></tr>
<tr><td>中医科</td><td>2（周）</td></tr>
<tr><td>传染科</td><td>2（周）</td></tr>
<tr><td>皮肤科</td><td>2（周）</td></tr>
<tr><td>眼科</td><td>2（周）</td></tr>
<tr><td>耳鼻咽喉科</td><td>2（周）</td></tr>
<tr><td>精神科</td><td>2（周）</td></tr>
<tr><td>康复医学科</td><td>2（周）</td></tr>
</table>

续表

| 培训内容 | 轮转科室 | 轮转时间（周/学时） |
|---|---|---|
| 基层实践（16周） | 全科医疗服务技能培训 | 8（周） |
| | 预防保健与基本公共卫生服务技能培训及专业公共卫生机构实践 | 7（周） |
| | 社区卫生服务管理技能培训 | 1（周） |
| 理论培训（357学时） | 全科医学基本理论与职业理念和综合素质相关课程 | 81（学时） |
| | 临床医疗服务相关课程 | 126（学时） |
| | 基层全科医疗与公共卫生服务相关课程 | 105（学时） |
| | 综合系列讲座 | 45（学时） |

注：除助理全科专业学员和临床医学硕士专业学位研究生（住院医师）外，其他各专业学员在完成国家33个月轮转计划后，需完成华西医院机动培训3个月，共计36个月培训任务，具体轮转安排以专业基地安排为准。

# 四川省专科医师规范化培训培养指南

## 消化内科

| 轮转科室 | 轮转时间（月） |
|---|---|
| 消化内科病房（其中住院总医师6个月） | 18 |
| 消化内镜及介入 | 6 |
| 门诊 | 共计2个月（每周1次） |
| 总计 | 24 |

## 内分泌代谢科

| 轮转科室 | | 轮转时间（月） |
|---|---|---|
| 内分泌代谢科病房 | | 23 |
| 内分泌代谢科病房期间 | 病房代理住院总医师（1次/周） | 3 |
| | 内分泌科普通门诊（1次/周） | 24 |
| | 实习生教学查房（2次/月） | 12 |
| | 实习生小讲课（1次/月） | 12 |
| 内分泌实验室 | | 1 |
| 总计 | | 24 |

## 血液内科

| 轮转科室 | 时间（月） |
|---|---|
| 血液内科（其中包括住院总医师3～6个月） | 22 |
| 骨髓形态学 | 2 |
| 总计 | 24 |

## 肾脏内科

| 轮转亚专业 | 轮转时间（月） |
|---|---|
| 急性肾损伤 | 2 |
| 代谢相关肾病 | 2 |
| 免疫相关肾病 | 2 |
| 移植免疫 | 2 |
| 腹膜透析 | 3 |
| 血液透析 | 2 |
| 血管通路的建立与维护 | 3 |
| 永宁分院 | 2 |
| 住院总医师 | 6 |
| 总计 | 24 |

## 神经内科

| 轮转科室 | 轮转时间（月） |
| --- | --- |
| 神经内科（其中住院总医师3个月） | 18 |
| 神经科ICU | 2 |
| 神经科急诊 | 2 |
| 神经电生理 | 2 |
| 总计 | 24 |

## 感染科

| 轮转科室 | 轮转时间（月） |
| --- | --- |
| 感染性疾病中心 | 18 |
| 住院总医师 | 6 |
| 总计 | 24 |

## 风湿免疫科

| 轮转科室 | 轮转时间（月） |
| --- | --- |
| 风湿免疫科（其中住院总医师3个月） | 18 |
| 风湿免疫科门诊 | 6 |
| 总计 | 24 |

## 骨科

| 轮转科室 | 轮转时间（月） |
| --- | --- |
| 创伤骨科 | 6 |
| 运动医学 | 3 |
| 骨肿瘤 | 3 |
| 脊柱外科 | 3 |
| 关节外科 | 3 |
| 住院总医师 | 6 |
| 总计 | 24 |

## 心血管外科

| 轮转亚专业 | 轮转时间（月） |
|---|---|
| 先心病治疗组 | 6 |
| 冠心病治疗组 | 4 |
| 大血管治疗组 | 4 |
| 瓣膜病治疗组 | 4 |
| 住院总医师 | 6 |
| 总计 | 24 |

## 胸外科

| 轮转科室 | 轮转时间（月） |
|---|---|
| 胸外科 | 9 |
| 心血管外科 | 1 |
| 麻醉科 | 1 |
| 诊断科室（CT，MRI，肺功能等） | 1 |
| 胸外科病房和门诊 | 12 |
| 总计 | 24 |

## 泌尿外科

| 轮转亚专业 | 轮转时间（月） |
|---|---|
| 泌尿肿瘤 | 4 |
| 泌尿系结石 | 4 |
| 泌尿修复重建 | 4 |
| 前列腺疾病 | 4 |
| 先天发育畸形 | 4 |
| 体外冲击破碎石 | 1 |
| 超声 | 2周 |
| 尿动力学 | 2周 |
| 机动 | 2 |
| 总计 | 24 |

注：机动可包含亚专业组加强轮转、对口支援、教学任课等内容。门诊、泌尿外科特殊检查、住院总医师等在轮转亚专业同时进行。

## 烧伤整形外科

| 轮转科室和亚专业 | 轮转时间（月） |
|---|---|
| 瘢痕组 | 3 |
| 体表肿瘤组 | 3 |
| 先天畸形组 | 3 |
| 血管组 | 3 |
| 显微外科组 | 3 |
| 皮肤科 | 1 |
| 耳鼻咽喉科 | 1 |
| 口腔颌面外科 | 1 |
| 住院总医师 | 6 |
| 总计 | 24 |

## 小儿外科

| 轮转亚专业 | 轮转时间（月） |
|---|---|
| 普外组 | 3 |
| 新生儿组 | 3 |
| 泌尿组 | 3 |
| 骨科组 | 3 |
| 胸外科组 | 3 |
| P-ICU | 3 |
| 住院总医师 | 6 |
| 总计 | 24 |

## 耳鼻咽喉科

| 轮转亚专业 | 轮转时间（月） |
|---|---|
| 耳科组、鼻科组、咽喉组、头颈组、鼾症组、住院总医师 | 按选择的亚专业自定各亚专业组和住院总医师的轮转时间 |
| 总计 | 24 |

## 麻醉科

| 轮转科室 | | 轮转时间（月） |
|---|---|---|
| 非麻醉科室（5个月） | 内外科（选2个科，与第一阶段不重复） | 4 |
| | 急诊科 | 1 |
| 麻醉学亚专业（8个月） | 神经外科麻醉、骨科麻醉任选一 | 2 |
| | 心胸麻醉、小儿麻醉任选一 | 2 |
| | 手术室外麻醉、口腔麻醉、眼耳鼻喉麻醉、日间任选一 | 2 |
| | 普外麻醉、妇产麻醉、泌尿麻醉任选一 | 2 |
| 住院总医师（11个月） | 麻醉科住院总医师 | 6 |
| | ICU住院总医师 | 5 |
| 总计 | | 24 |

## 心血管麻醉

| 轮转亚专科 | 时间（月） |
|---|---|
| 心脏超声（TTE和TEE） | 3 |
| 心血管内科 | 2 |
| 普胸麻醉 | 2 |
| 心脏麻醉 | 3 |
| 体外循环 | 2 |
| 麻醉科住院总医师 | 6 |
| ICU住院总医师 | 5 |
| 急诊科 | 1 |
| 总计 | 24 |

## 体外循环

### 麻醉背景的体外循环专科医师轮转安排

| 轮转科室/亚专科 | 时间（月） |
|---|---|
| 心血管外科 | 2 |
| 心胸ICU | 2 |
| 心血管麻醉 | 3 |
| 体外循环 | 12 |
| 麻醉科住院总医师 | 4 |
| 急诊 | 1 |
| 总计 | 24 |

### 心脏外科背景的体外循环专科医师轮转安排

| 轮转科室/亚专科 | 时间（月） |
|---|---|
| 心血管外科 | 2 |
| 心胸ICU | 2 |
| 普通麻醉 | 4 |
| 心血管麻醉 | 3 |
| 体外循环 | 12 |
| 急诊 | 1 |
| 总计 | 24 |

## 疼痛医学科

<table>
<tr><th colspan="2" rowspan="2">轮转亚专科</th><th colspan="2">时间（月）</th></tr>
<tr><th>麻醉背景</th><th>非麻醉背景</th></tr>
<tr><td rowspan="4">非麻醉科室轮转</td><td>神内、骨科、肿瘤介入任选一</td><td>2</td><td></td></tr>
<tr><td>精神心理</td><td>2</td><td>2</td></tr>
<tr><td>放射科</td><td>2</td><td>2</td></tr>
<tr><td>急诊</td><td>1</td><td>1</td></tr>
</table>

续表

| 轮转亚专科 | | 时间（月） | |
|---|---|---|---|
| | | 麻醉背景 | 非麻醉背景 |
| 麻醉学亚科轮转 | 临床麻醉 | 2 | 7 |
| | 急性痛（PACU） | 1 | |
| | 疼痛病房 | 6 | 7 |
| | 疼痛门诊 | 2 | 2 |
| | 麻醉科住院总医师 | 3 | |
| | 疼痛住院总医师 | 3 | 3 |
| 总计 | | 24 | 24 |

## 急诊医学科

| 轮转亚专业 | 轮转时间（月） |
|---|---|
| 普通诊断室医疗小组长 | 6 |
| 急诊监护室医疗小组长 | 4 |
| 抢救室医疗小组长 | 4 |
| 创伤医疗单元小组长 | 3 |
| 急诊科住院总医师 | 6 |
| 其他（机动） | 1 |
| 总计 | 24 |

## 皮肤科

| 轮转亚专业 | 轮转时间（月） |
|---|---|
| 皮肤性病科病房 | 8 |
| 皮肤性病科门诊 | 4 |
| 变态反应检测室 | 2 |
| 真菌检查室 | 2 |
| 美容激光治疗室 | 3 |
| 激光手术治疗室 | 3 |
| 皮肤科病理诊断室 | 1 |
| 普通治疗室 | 1 |
| 总计 | 24 |

## 眼科

| 轮转亚专业 | 轮转时间（月） |
|---|---|
| 白内障组 | 3 |
| 眼底病组 | 3 |
| 青光眼组 | 2 |
| 角膜病组 | 2 |
| 眼眶病组 | 2 |
| 眼整形病组 | 2 |
| 斜弱视组 | 2 |
| 门诊手术室 | 1 |
| 教学门诊 | 1 |
| 住院总医师 | 6 |
| 总计 | 24 |

## 精神科

| 轮转亚专业 | 轮转时间（月） |
|---|---|
| 老年精神障碍亚专业 | 3 |
| 儿童少年精神障碍亚专业 | 3 |
| 成瘾医学亚专业 | 3 |
| 普通精神病学亚专业 | 3 |
| 临床心理亚专业（心理评估和心理治疗） | 3 |
| 住院总医师培训兼联络会诊 | 6 |
| 机动 | 3 |
| 总计 | 24 |

## 放射科

| | 轮转亚专业 | 轮转时间（月） |
|---|---|---|
| 第一年（12个月） | 神经、胸部、腹部、骨关节、介入、住院总 | 自定轮转时间，每个亚专业不少于1个月 |
| 第二年（12个月） | 神经、胸部、腹部、骨关节、介入、住院总医师 | 自定轮转时间，每个亚专业不少于1个月 |
| 总计 | | 24 |

## 核医学科

| 轮转亚专业组 | | 轮转时间 |
|---|---|---|
| ECT组 | 活性室（包括药物准备、质控、注射） | 2周 |
| | SPECT，SPECT/CT图像采集与处理（含仪器质控） | 2周 |
| | SPECT，SPECT/CT病史采集、阅片、报告书写 | 6月 |
| PET/CT组 | 加速器 | 1周 |
| | 图像采集与处理（含质控） | 2周 |
| | 病史采集、阅片、报告书写 | 8月 |
| 放射性核素治疗 | 病房 | 4月 |
| | 门诊 | 3月 |
| 门诊 | 吸碘率测定、肾图、敷贴治疗及其他（包括操作与出报告） | 1月 |
| 体外检测 | 放射免疫分析 | 1周 |
| | 总计 | 24 |

## 超声医学科

| 轮转亚专业组 | 轮转时间（月） |
|---|---|
| 腹部超声 | 6 |
| 外周血管及浅表器官超声 | 5 |
| 介入及术中超声 | 1 |
| 心脏超声 | 5 |
| 妇产科超声 | 5 |
| 颅脑超声 | 1 |
| 眼科超声 | 1 |
| 总计 | 24 |

## 临床病理科

| 轮转亚专业组 | 轮转时间（月） |
|---|---|
| 消化系统病理（消化管、消化腺） | 3 |
| 血液病理 | 3 |
| 神经病理 | 3 |
| 妇科病理 | 3 |
| 肾脏病理 | 3 |

续表

| 轮转亚专业组 | 轮转时间（月） |
| --- | --- |
| 内分泌病理 | 3 |
| 呼吸系统病理（肺和胸膜病理） | 3 |
| 骨关节和软组织病理 | 3 |
| 泌尿及男性生殖系统病理 | 3 |
| 乳腺病理 | 3 |
| 头颈病理 | 3 |
| 细胞病理（必选） | 3～6 |
| 肌肉病理、眼科病理、口腔病理、皮肤病理、心血管系统病理等 | 3～6 |
| 术中冷冻病理诊断（必选） | 6 |
| 尸体解剖病理诊断 | 6 |
| 分子病理诊断 | 6 |
| 住院总医师（必选） | 6～12 |
| 总计 | 24 |

注：其中“住院总医师岗位”“术中冷冻病理诊断”“细胞病理”为必选项，其他亚专科根据基地实际情况与学员需求安排合适的轮转。

## 检验医学科

| 轮转亚专业 | 轮转时间（月） |
| --- | --- |
| 临床基础检验 | 6 |
| 临床血液学检验 | 6 |
| 输血与血库检验 | 6 |
| 临床生化检验 | 6 |
| 临床免疫学检验 | 6 |
| 临床微生物学检验 | 6 |
| 临床分子诊断 | 6 |
| 总轮转时间 | 24 |

注：请选择1～3个检验亚专业进行轮转，轮转周期每专业至少半年，总轮转时长2年。

## 肿瘤科

| 轮转亚专业 | 轮转时间（月） |
|---|---|
| 肿瘤内科 | 12 |
| 肿瘤放疗科 | 12 |
| 总计 | 24 |

## 全科医学科

| 轮转亚专业 | 轮转时间（月） |
|---|---|
| 全科医学临床轮转 | 20 |
| 社区 | 4 |
| 总计 | 24 |

# 国家试点专科医师规范化培训专业轮转细则

## 呼吸与危重症科

| 轮转科室 | 轮转时间（月） |
|---|---|
| 呼吸病房 | 14（第三年至少4个月） |
| 肺功能室、睡眠实验室与支气管镜室 | 2 |
| 内科ICU（MICU或RICU） | 6 |
| 其他专科ICU（可包括CCU、SICU、EICU、NICU等） | 4 |
| 科研与机动 | 10 |
| 总计 | 36 |

注：呼吸病房可包括呼吸科住院总医师，科研与机动包括科研、休假和机动时间；门诊轮转可根据科室情况自行安排。

## 心血管内科

| 轮转科室 | 轮转时间（月） |
|---|---|
| 心血管内科病房（住院总医师不低于3个月） | 8～10 |
| 心血管内科监护室（住院总医师不低于3个月） | 6～8 |
| 心导管室 | 4～6 |
| 心电学及相关检查 | 2 |
| 心血管影像 | 2 |
| 超声心动图 | 3～4 |
| 呼吸或综合重症监护室 | 2 |
| 急诊 | 2 |
| 心脏外科 | 1 |
| 心血管专科门诊/科研 | 2 |
| 总计 | 36 |

注：各专科基地可根据自身情况安排轮转，总培训时间不得超过36个月。

## 神经外科

| 培训阶段 | 轮转亚专科 | 轮转时间（月） |
|---|---|---|
| 第一年 | 神经内科 | 3 |
| | 神经电生理 | 1 |
| | 神经病理 | 1 |
| | 显微神经外科解剖训练 | 2 |
| | 显微神经外科操作训练 | 1 |
| | 神经外科重症监护 | 4 |
| 第二年、第三年 | 颅脑外伤 | 4 |
| | 颅脑肿瘤 | 4 |
| | 脑血管病 | 4 |
| | 脊柱脊髓疾病 | 4 |
| | 儿童神经外科 | 4 |
| | 功能神经外科 | 4 |
| | 神经介入 | 4 |
| | 颅底外科 | 4 |

续表

| 培训阶段 | 轮转亚专科 | 轮转时间（月） |
|---|---|---|
| 第四年 | 住院总医师 | 12 |
| 总计 | | 48 |

注：第二年、第三年须轮转6个亚专科，其中颅脑外伤、颅脑肿瘤、脑血管病和脊柱脊髓疾病为必选专科，儿童神经外科和功能神经外科可自选一个，神经介入和颅底外科可自选一个。每个亚专科轮转4个月。

## 内科危重症医学专科

| 轮转科室 | 轮转时间（月） |
|---|---|
| 普通外科 | 2 |
| 胸心外科 | 2 |
| 神经外科 | 2 |
| 麻醉科 | 3 |
| 重症监护室 | 9 |
| 重症监护室住院总医师 | 6 |
| 总计 | 24 |

注：重症监护室轮转期间应覆盖内科和手术科室危重患者的管理。对于没有综合ICU的专科基地，应保证专科医师在以收治内科患者为主的ICU和以收治手术科室患者为主的ICU轮转的时间相近。

## 外科危重症医学专科

| 轮转科室 | 轮转时间（月） |
|---|---|
| 心血管内科 | 3 |
| 呼吸内科 | 2 |
| 消化内科 | 2 |
| 肾脏内科 | 2 |
| 重症监护室 | 9 |
| 重症监护室住院总医师 | 6 |
| 总计 | 24 |

注：重症监护室轮转期间应覆盖内科和手术科室的危重患者的管理。没有综合ICU的专科基地，应保证专科医师在以收治内科患者为主的ICU和以收治手术科室患者为主的ICU轮转的时间相近。

## 内科老年医学专科

<table>
<tr><th>培训阶段</th><th>轮转亚专科</th><th>轮转时间（月）</th></tr>
<tr><td>第一年</td><td>老年医学科</td><td>12</td></tr>
<tr><td rowspan="8">第二年</td><td>老年医学科3</td><td>3</td></tr>
<tr><td>精神或心理医学科<br>（包括精神病院、精神科、心理科）</td><td>2</td></tr>
<tr><td>住院总医师</td><td>3</td></tr>
<tr><td colspan="2">基层实践基地：</td></tr>
<tr><td>中期照护机构<br>（包括老年病医院、康复医院等）</td><td>2</td></tr>
<tr><td>长期照护机构<br>（包括养老院、护理院）</td><td>1</td></tr>
<tr><td>社区服务机构<br>（包括社区医院、社区卫生服务中心/站、日间照护中心/站）</td><td>1</td></tr>
<tr><td colspan="2">总计</td><td>48</td></tr>
</table>

## 普通外科

| 轮转科室 | 轮转时间（月） |
|---|---|
| 普通外科或各相关亚专科病房 | 12 |
| 普通外科住院总医师 | 8 |
| 普通外科门诊 | 2 |
| 普通外科急诊 | 2 |
| 总计 | 24 |

## 儿科麻醉学

| 轮转科室 | 轮转时间（月） |
|---|---|
| 儿童重症医学科 | 1 |
| 新生儿科 | 1 |
| 麻醉科 | 17 |
| 住院总医师 | 5 |
| 总计 | 24 |

**毕业后培训部规范化培训科工作人员分工情况**

| 工作人员 | 工作职责 | 分管基地 | 联系方式 | 办公室 |
|---|---|---|---|---|
| 曹老师 | 医师培养：轮转、课程管理、科研基金、同等学力<br>外事管理<br>科室档案管理和保密员职责<br>内科片区医师管理<br>住院护士党支部书记 | 内科、老年医学、精神科 | 028-85423553 | 第八教学楼205 |
| 江老师 | 医师学籍管理<br>各级信息系统管理和维护<br>医师教学师资、导师管理和师资培训<br>各级命题管理<br>综合1片区医师管理<br>住院护士党支部书记 | 麻醉科、重症医学科、急诊科、耳鼻咽喉科、眼科、中医科 | 028-85422990 | 第八教学楼204-2 |

**续表**

| 工作人员 | 工作职责 | 分管基地 | 联系方式 | 办公室 |
|---|---|---|---|---|
| 黄老师 | 医师培训各级考核管理<br>医师培训质量控制和基地考核管理提升项目和文字材料撰写<br>基地申报和建设工作<br>新闻宣传与对外交流<br>外科片区医师管理<br>住院技师/药师党支部书记 | 外科、外科（神经外科方向）、外科（胸心外科方向）、外科（泌尿外科方向）、外科（整形外科方向）、骨科、小儿外科 | 028-85422462 | 第八教学楼204-3 |
| 樊老师 | 日常工作量审核和薪酬管理<br>各级经费管理<br>执业医师报考和定期考核管理<br>医院培训管理信息化建设<br>住宿管理<br>医技片区医师管理、保险管理 | 临床病理科、检验医学科、放射科、超声医学科、核医学科、康复医学科、放射肿瘤科 | 028-85422886 | 第八教学楼204-1 |
| 李老师 | 医师招生工作<br>医师就业工作<br>医师档案、户口<br>全科和助理全科医师管理<br>西藏委托培养住院医师专项管理 | 全科、助理全科、西藏委培学员专项 | 028-85422462 | 第八教学楼204-3 |
| 胥老师 | 技师/药师、护士招生工作<br>技师/药师、护士培训和学员管理工作<br>规范化培训科秘书工作和办公室事务管理<br>物资申领和保管 | 技师/药师、护士 | 028-85422886 | 第八教学楼204-1 |
| 杨老师 | 规范化培训各项工作计划、落实和质量提升<br>综合2片区医师管理<br>住院技师/药师党支部书记2 | 神经内科、皮肤科 | 028-85422388 | 第八教学楼205 |
| 程老师 | 毕业后教育各项工作总负责<br>学生党总支支委 | | 028-85422845 | 第八教学楼206 |

# 后 记

本书为四川大学华西医院第一本住院医师/专科医师规范化培训指南，其目的是帮助学员们尽快适应华西环境，融入华西生活，尽早完成从医学生到医生的身份转变。

我们归纳整理了有关的国家政策、华西医院的各项管理制度和办事流程，力求语言通俗易懂，流程图表清晰明了。在本书的帮助下，学员们在培训期间的各项工作都有章可循，有据可查，事半功倍。

华西医院住院医师规范化培训的各项管理制度和办事流程自2000年建立以来，在医院领导的关心和指导下，不断修正和补充，日臻完善。

感谢李为民院长、张伟书记、万学红常务副院长、李正赤常务副书记、程南生副院长、沈彬副书记对本书编写工作的悉心指导和大力支持！

感谢毕业后培训部全体在岗及退休教师为本书编写做出的贡献，感谢韦泰旭教授应允我们在书中使用其两幅钢笔画作品，感谢2017级硕士研究生宋琳琳为本书封面绘画……感谢所有为本书编写工作辛勤付出的单位和个人。

随着国家对住院医师规范化培训制度的不断完善，各项规章制度和办事流程必然也会随之优化。我们将根据国家新的政策、文件精神并结合华西医院的实际情况对本书及时进行修订完善，以更好地为学员服务。

限于编者水平，书中多有不足，恳请广大读者批评指正！

编　者

2019年7月